JN317829

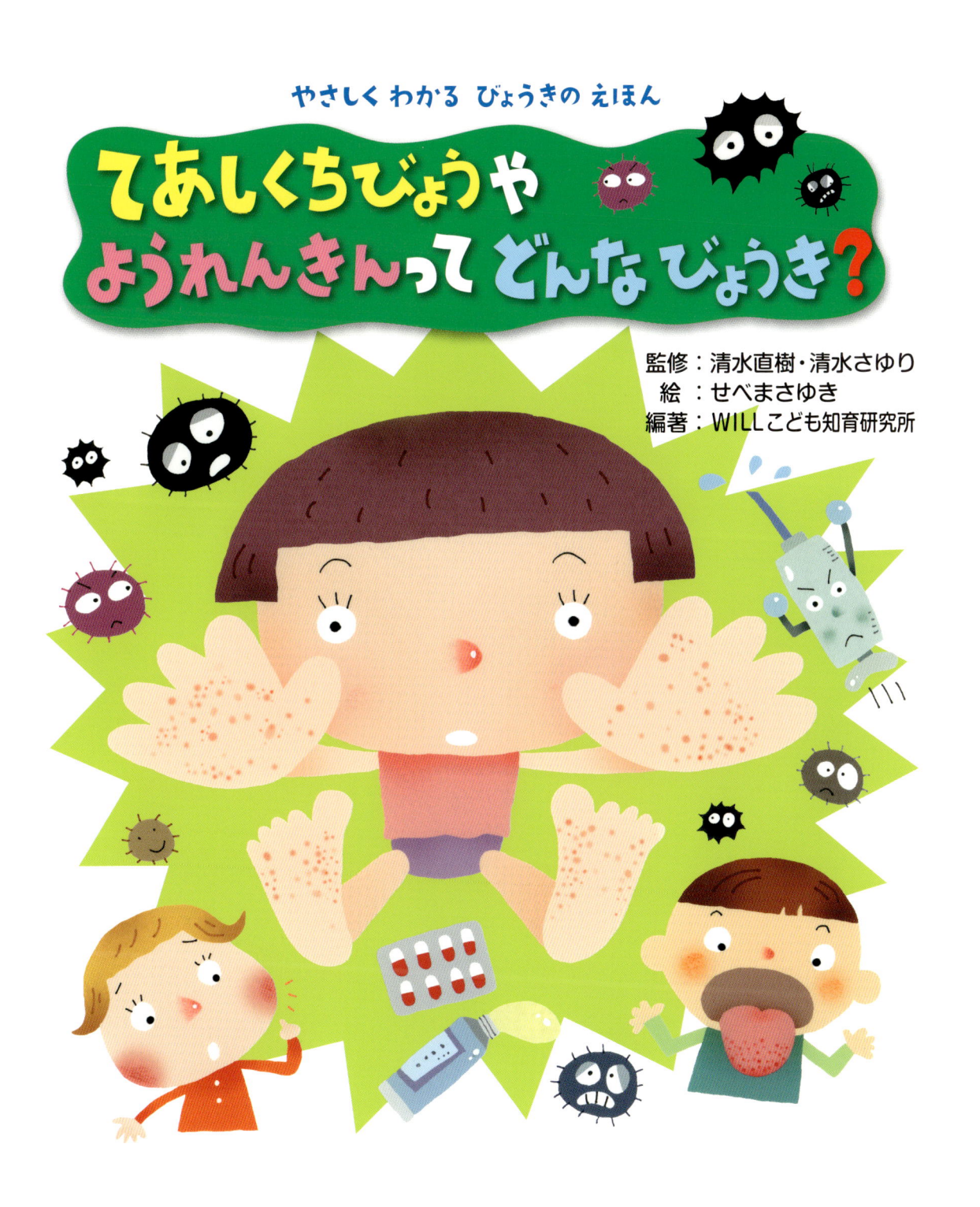

やさしく わかる びょうきの えほん

てあしくちびょうや ようれんきんって どんな びょうき？

監修：清水直樹・清水さゆり
絵 ：せべまさゆき
編著：WILLこども知育研究所

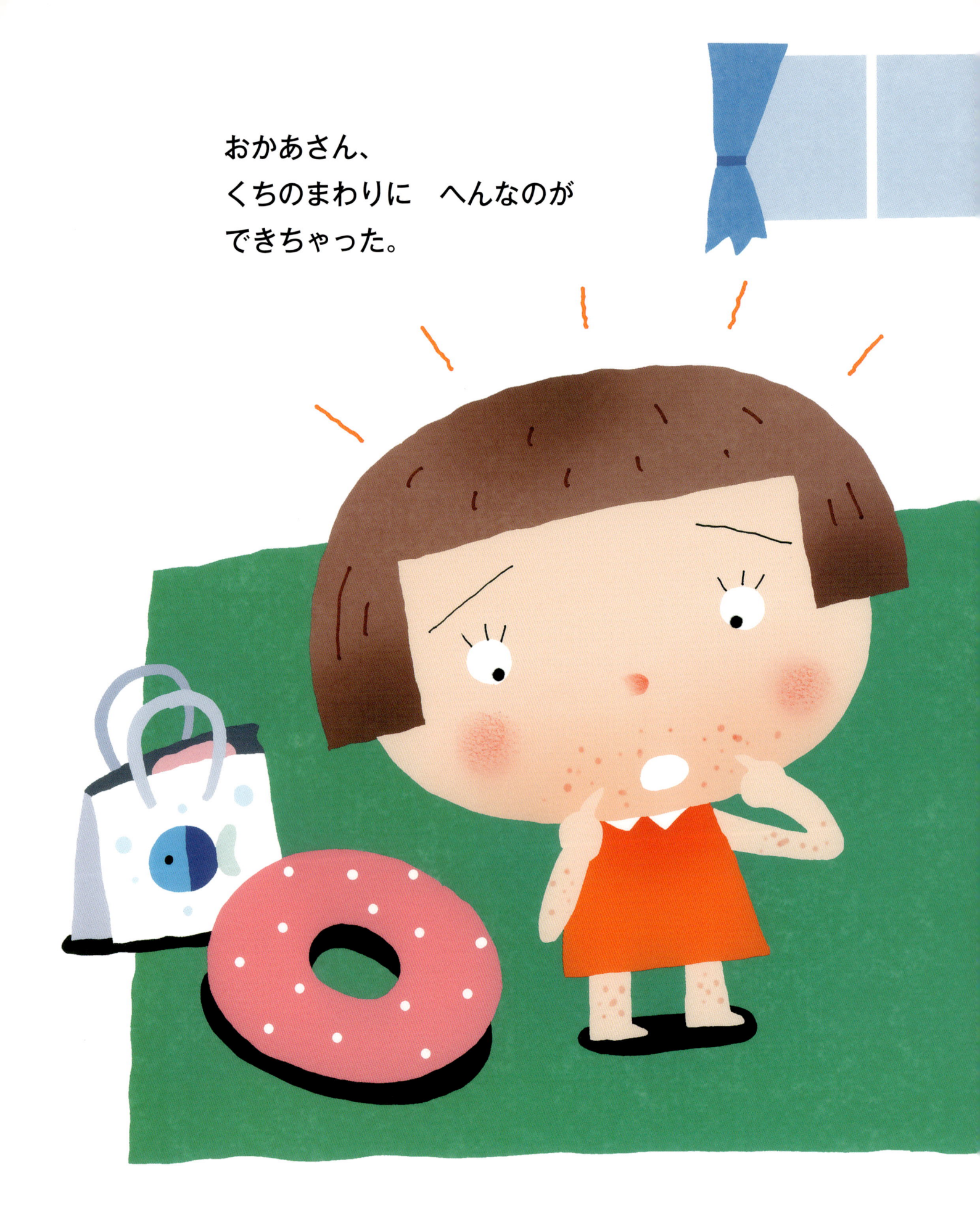

おかあさん、
くちのまわりに　へんなのが
できちゃった。

あらあら、
よく みせて。

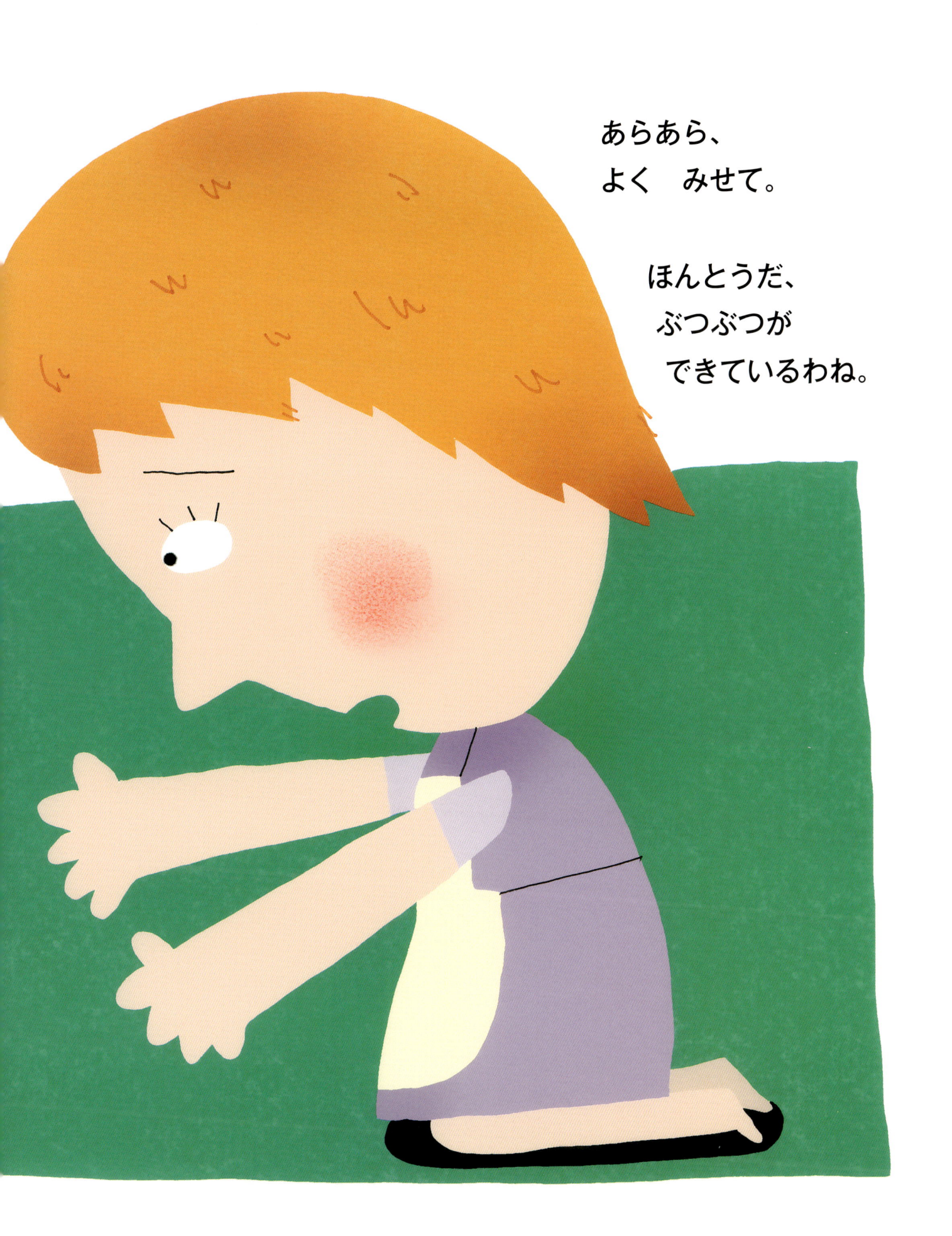

ほんとうだ、
ぶつぶつが
できているわね。

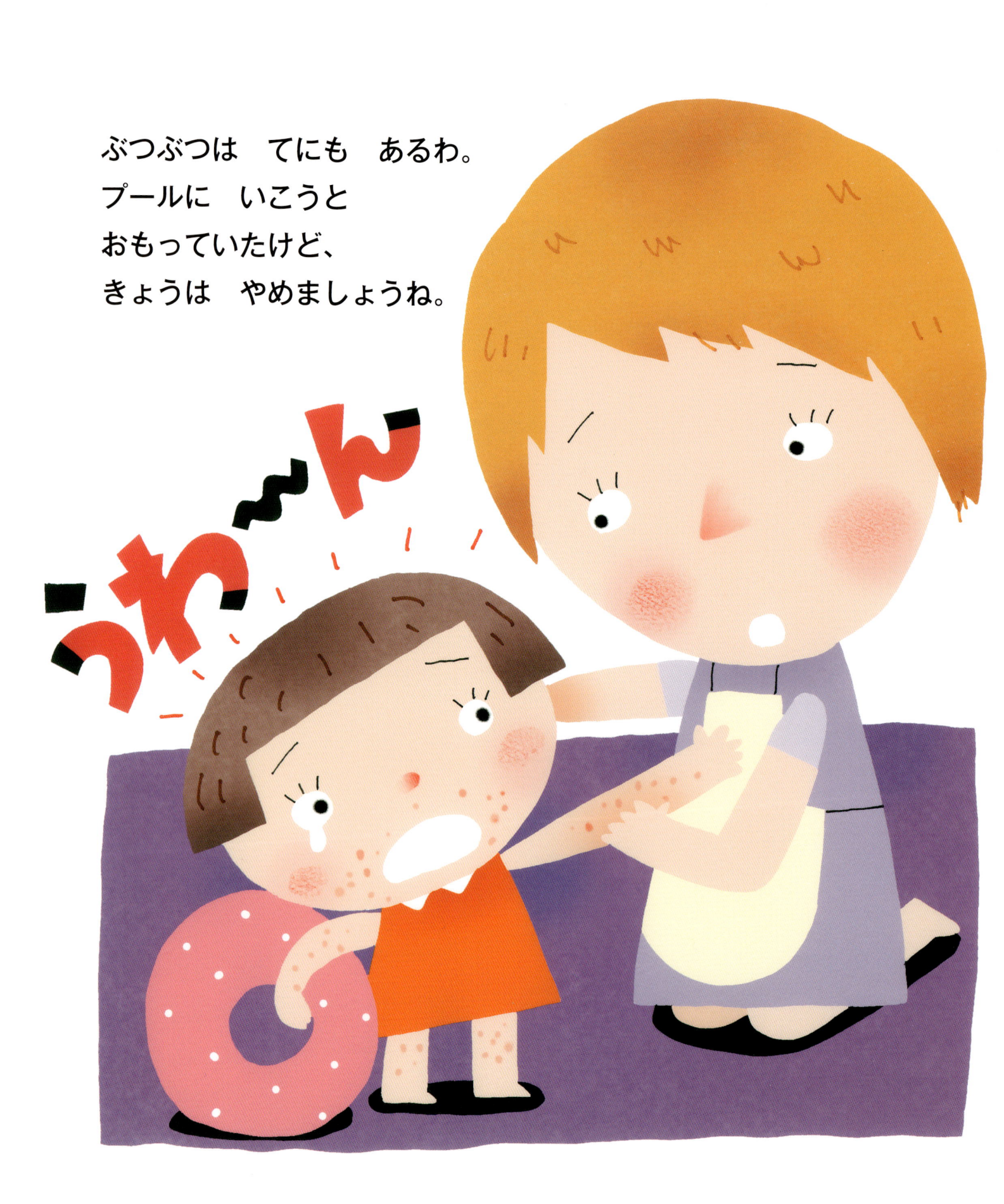

ぶつぶつは　てにも　あるわ。
プールに　いこうと
おもっていたけど、
きょうは　やめましょうね。

ねつは　あるかしら？

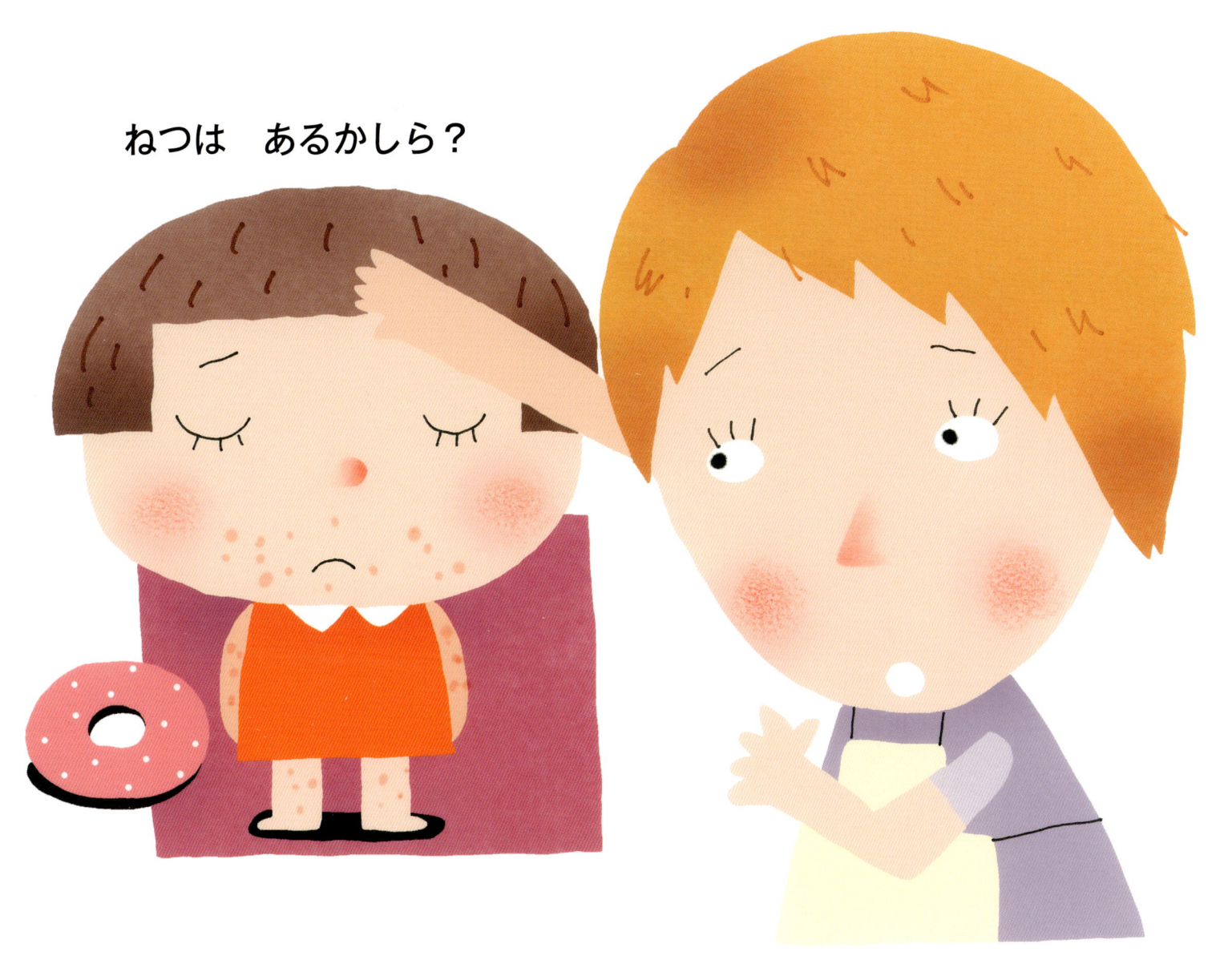

あしにも
ぶつぶつが　あるわね。

おいしゃさまに
みてもらいましょう。

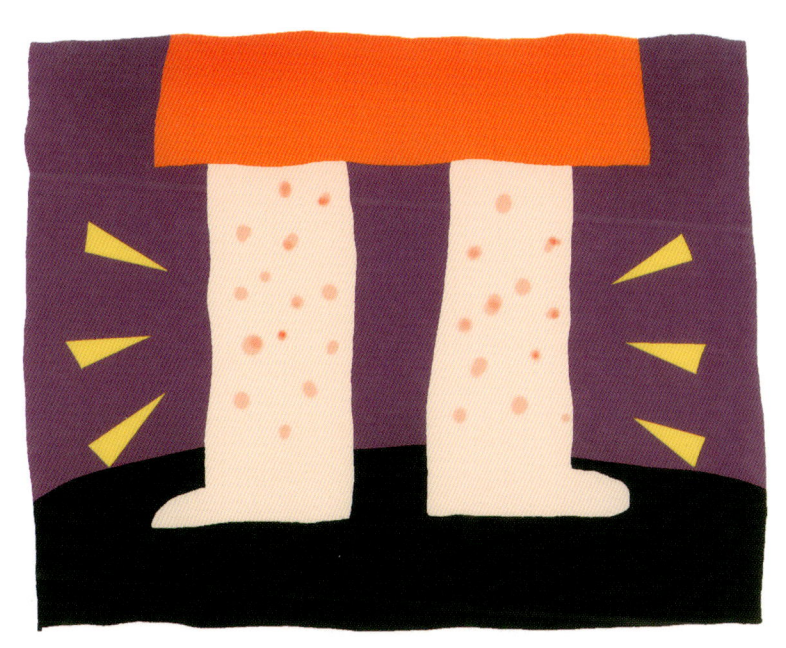

てあしくちびょうって どんな びょうき？

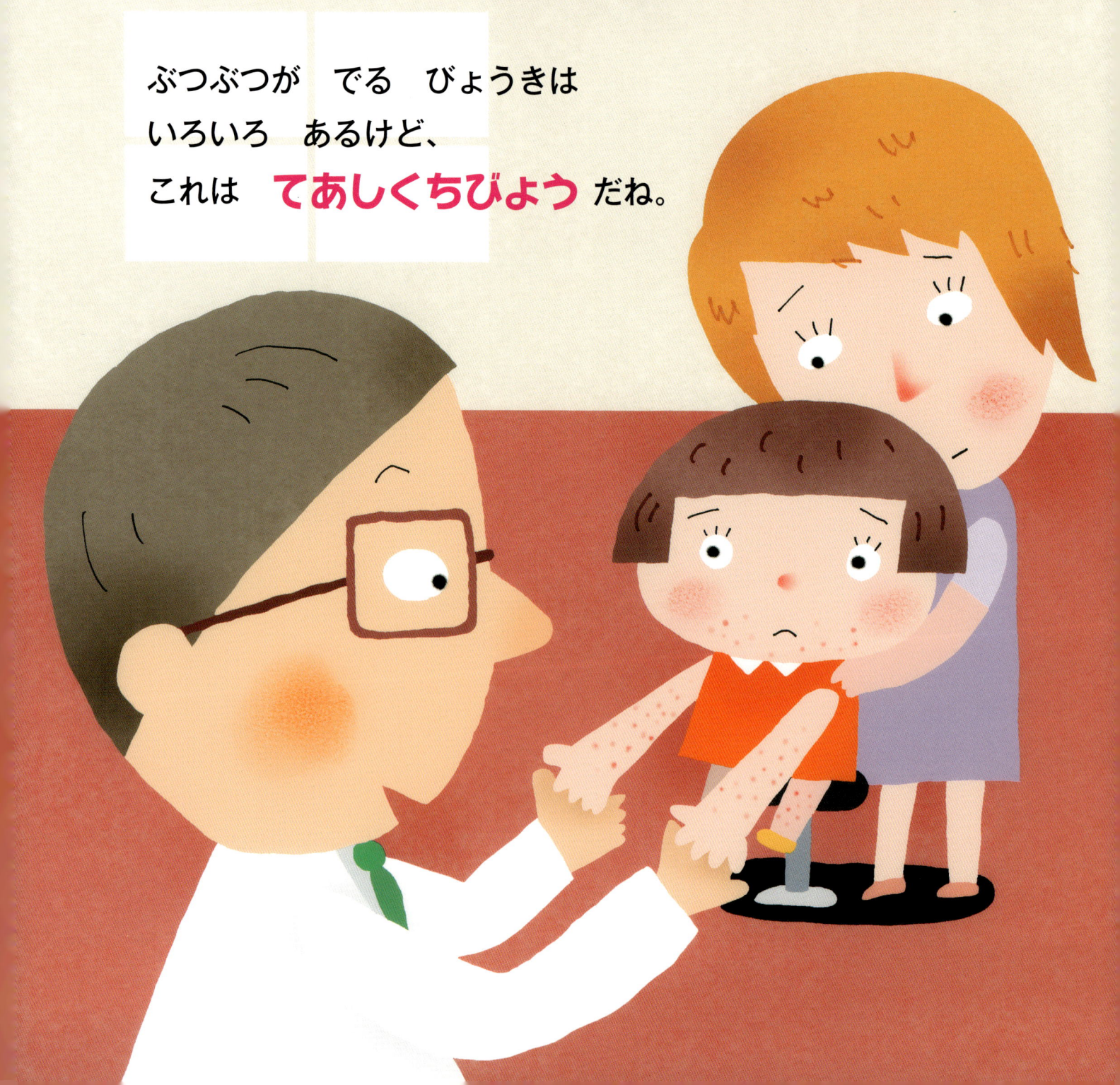

ぶつぶつが でる びょうきは
いろいろ あるけど、
これは **てあしくちびょう** だね。

てや　あし、くちのなか、したなどに、
まわりが　あかくて　まんなかが　しろい　ぶつぶつが
できるんだよ。いたくも　かゆくも　ないことが　おおいけど、
くちのなかの　ぶつぶつが　つぶれると、
とても　いたくなるんだ。

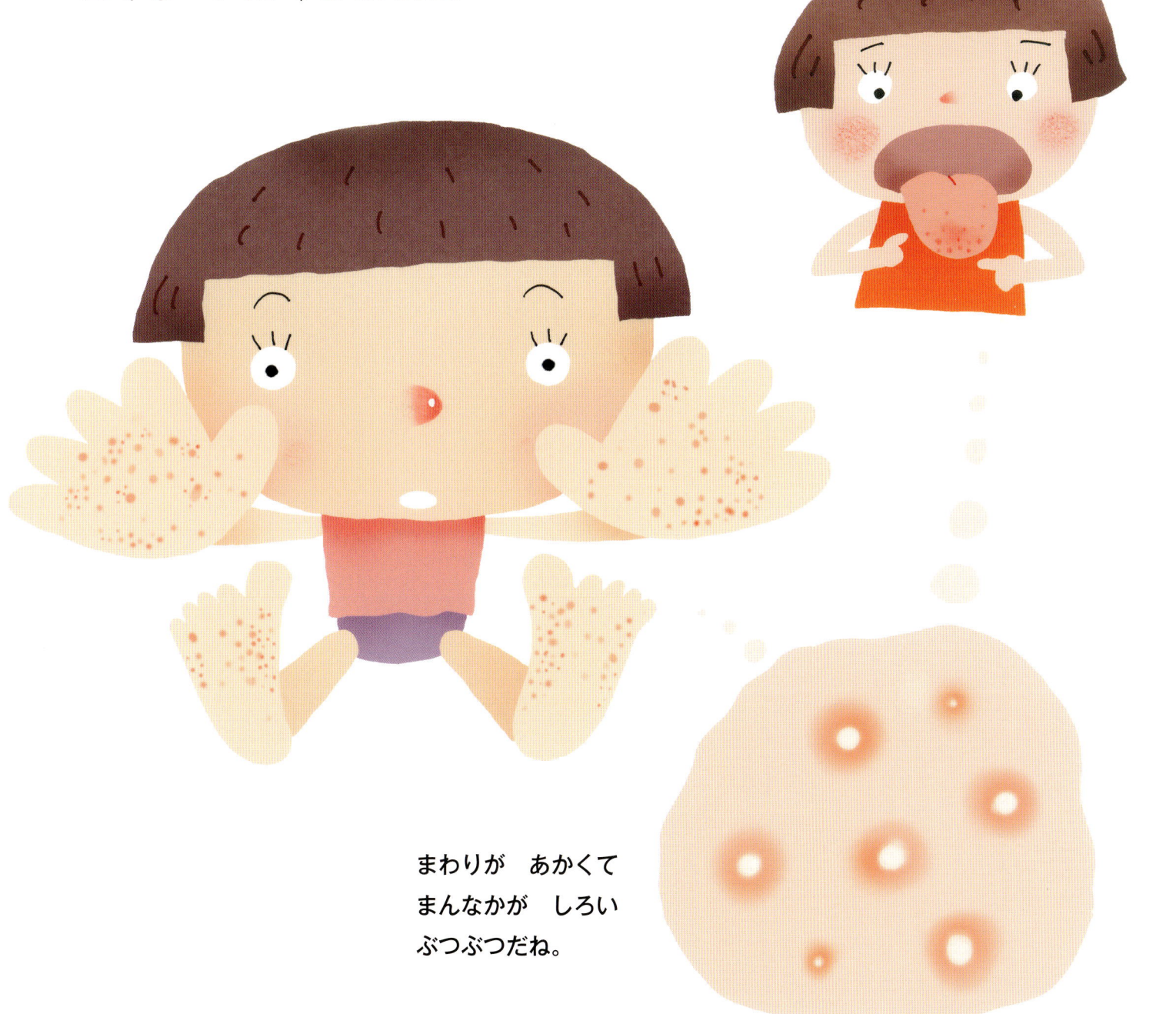

まわりが　あかくて
まんなかが　しろい
ぶつぶつだね。

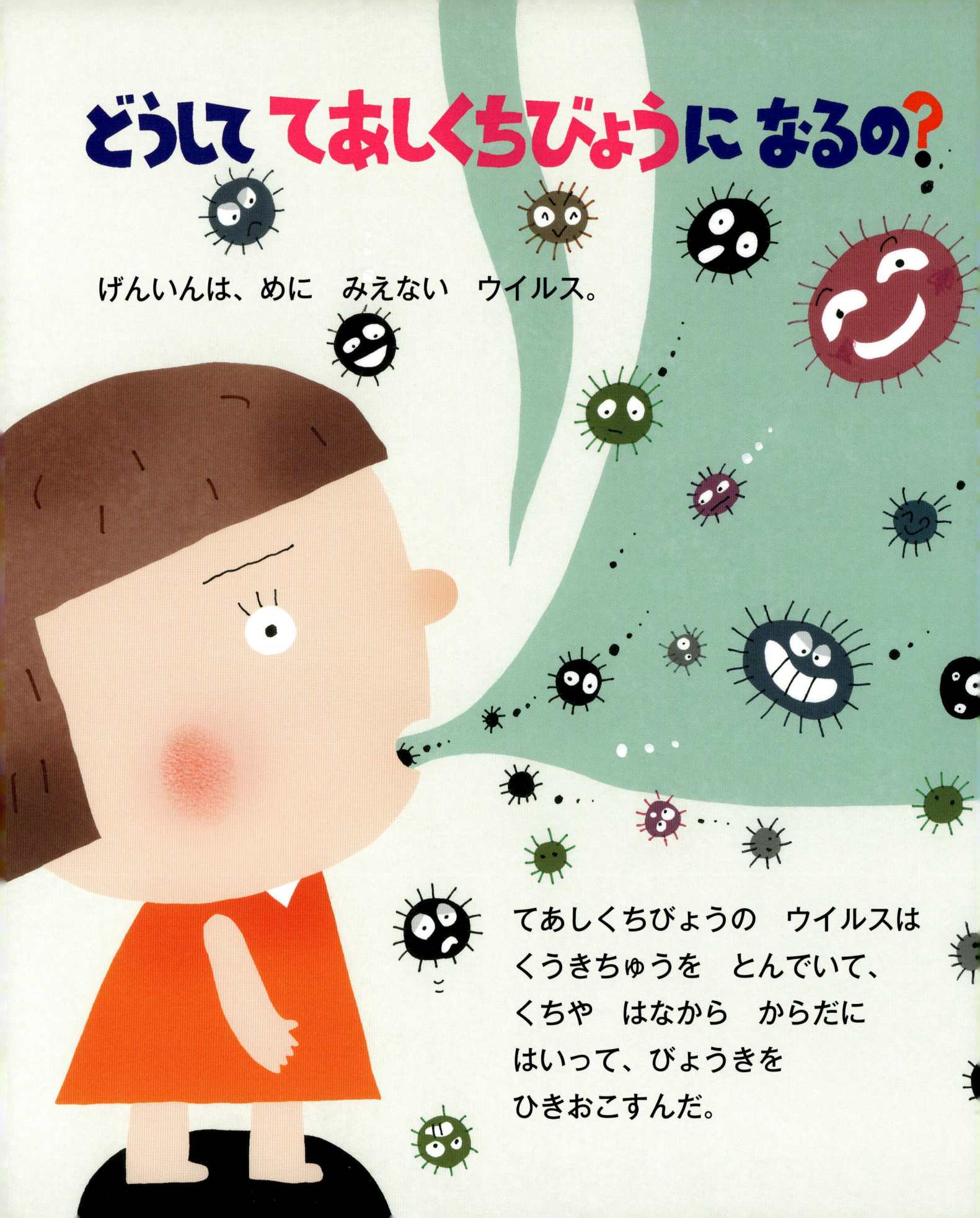

どうして てあしくちびょうに なるの?

げんいんは、めに みえない ウイルス。

てあしくちびょうの ウイルスは くうきちゅうを とんでいて、くちや はなから からだに はいって、びょうきを ひきおこすんだ。

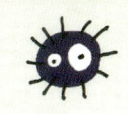

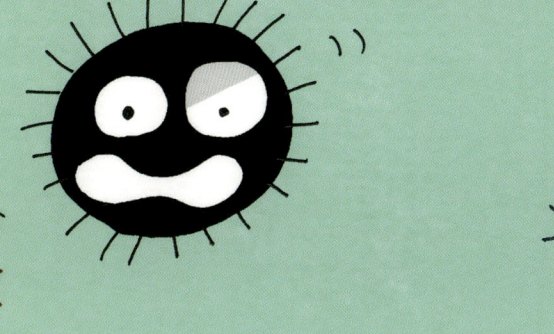

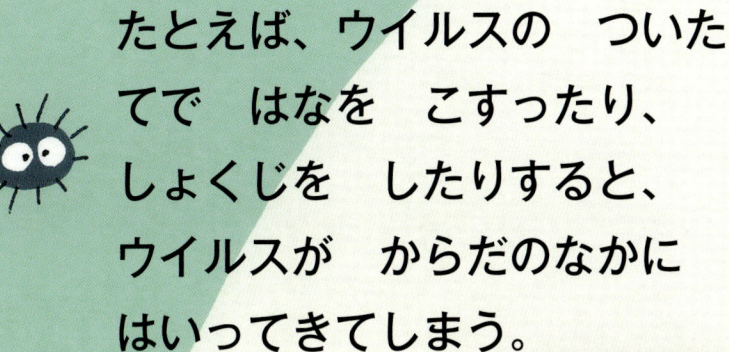

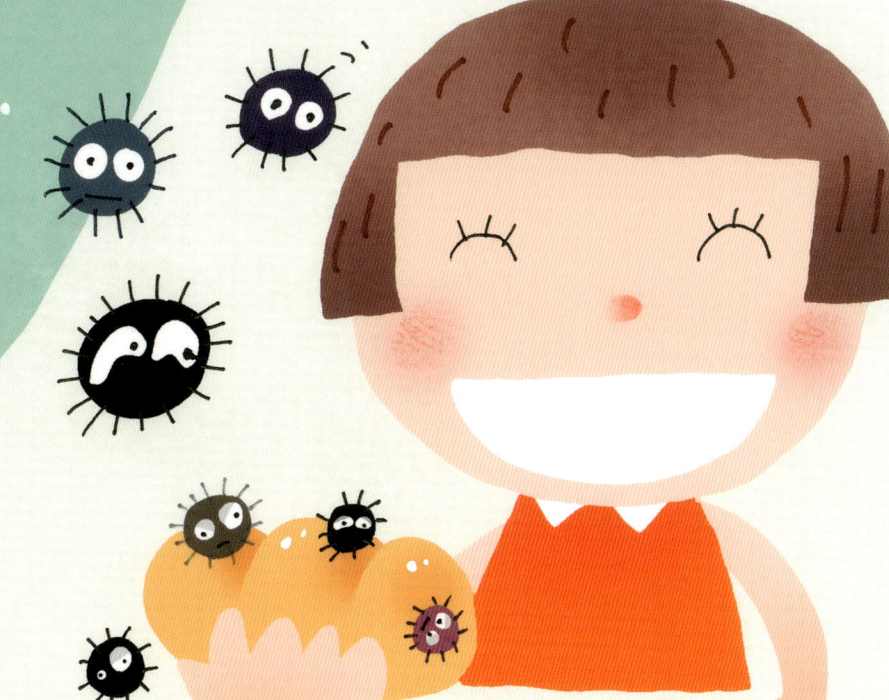

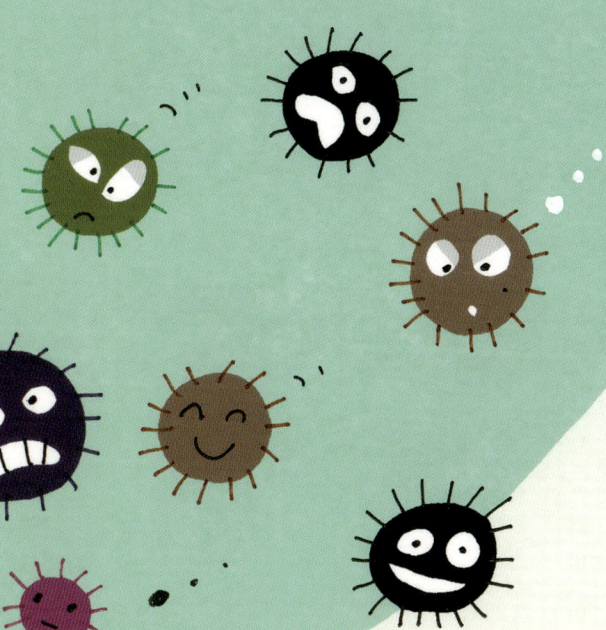

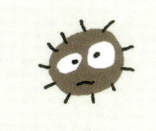

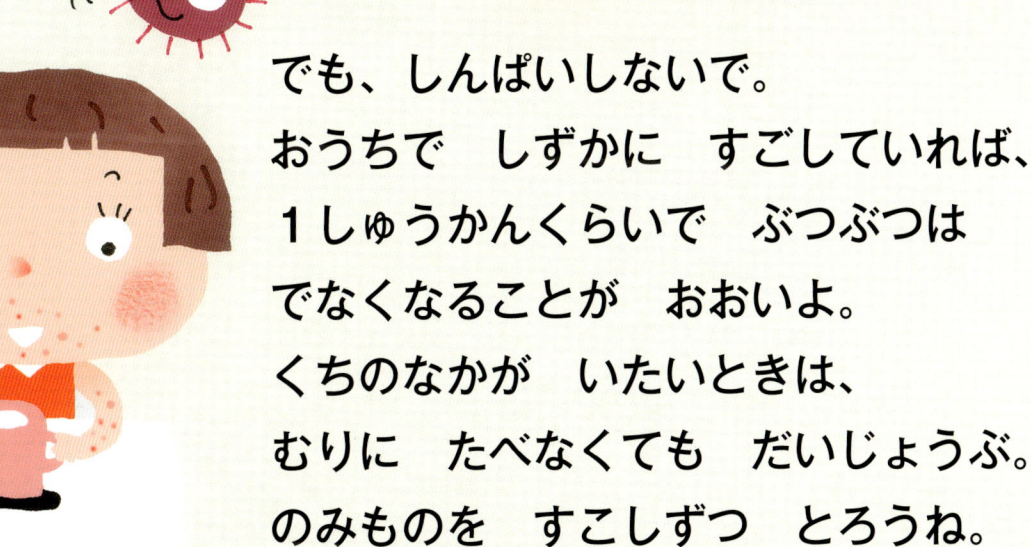

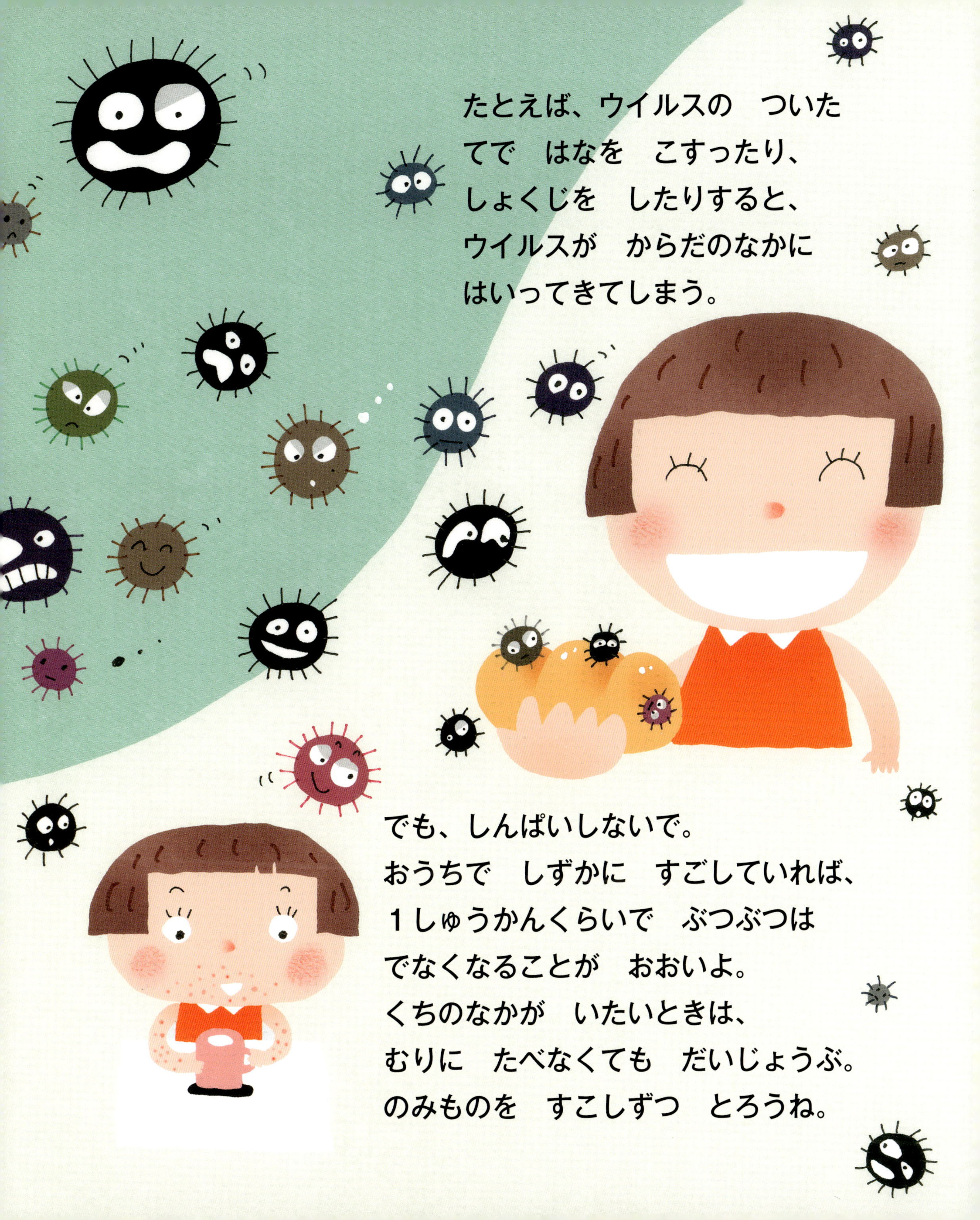

たとえば、ウイルスの ついた
てで はなを こすったり、
しょくじを したりすると、
ウイルスが からだのなかに
はいってきてしまう。

でも、しんぱいしないで。
おうちで しずかに すごしていれば、
1しゅうかんくらいで ぶつぶつは
でなくなることが おおいよ。
くちのなかが いたいときは、
むりに たべなくても だいじょうぶ。
のみものを すこしずつ とろうね。

ようれんきんかんせんしょうって どんな びょうき？

ほかに、てあしや くちのなかに ぶつぶつが できる びょうきに、**ようれんきんかんせんしょう**と いう びょうきが あるよ。

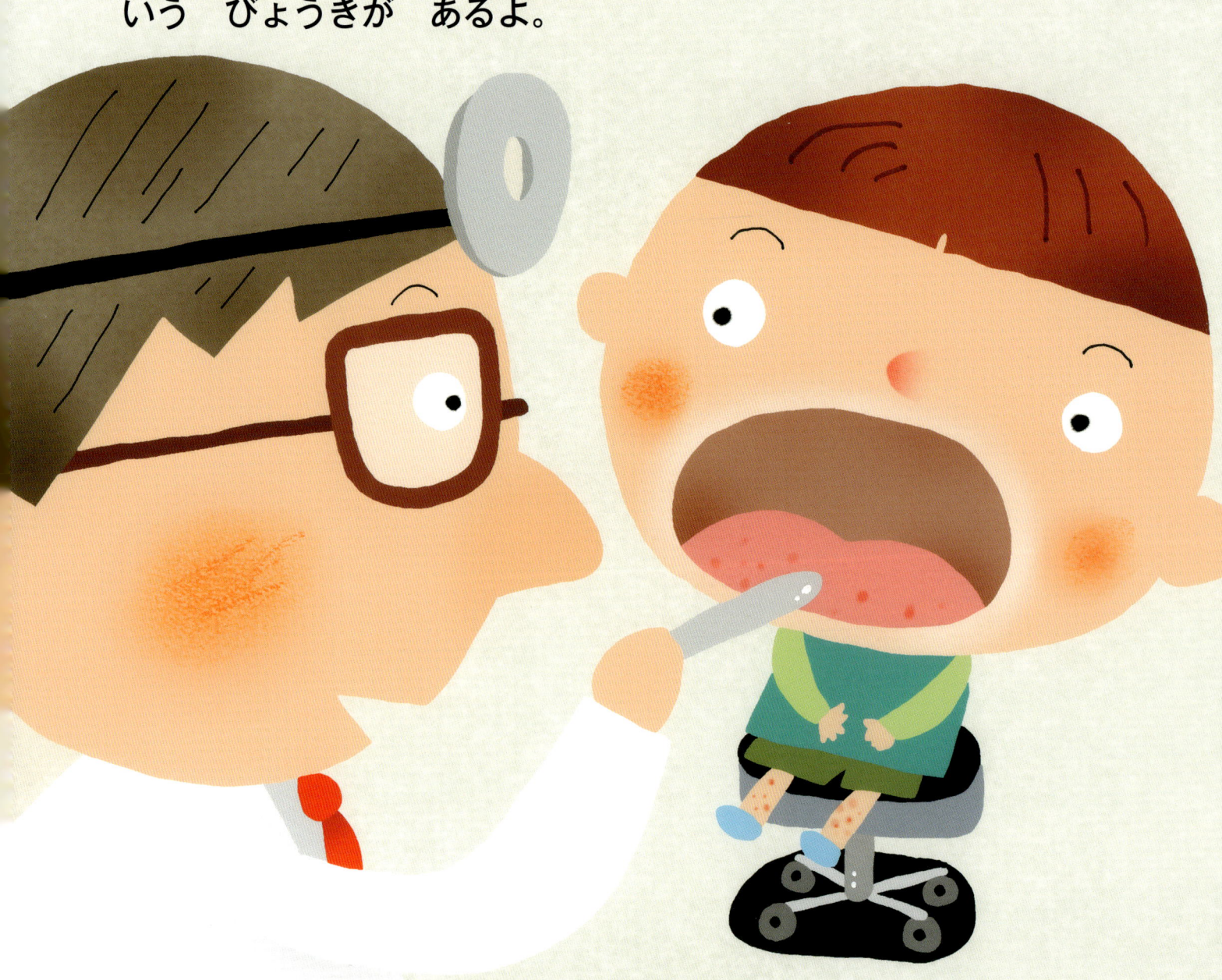

てあしくちびょうは　なつに　はやるけど、
ようれんきんかんせんしょうは、
あき、ふゆ、はるに　はやる　びょうきだ。

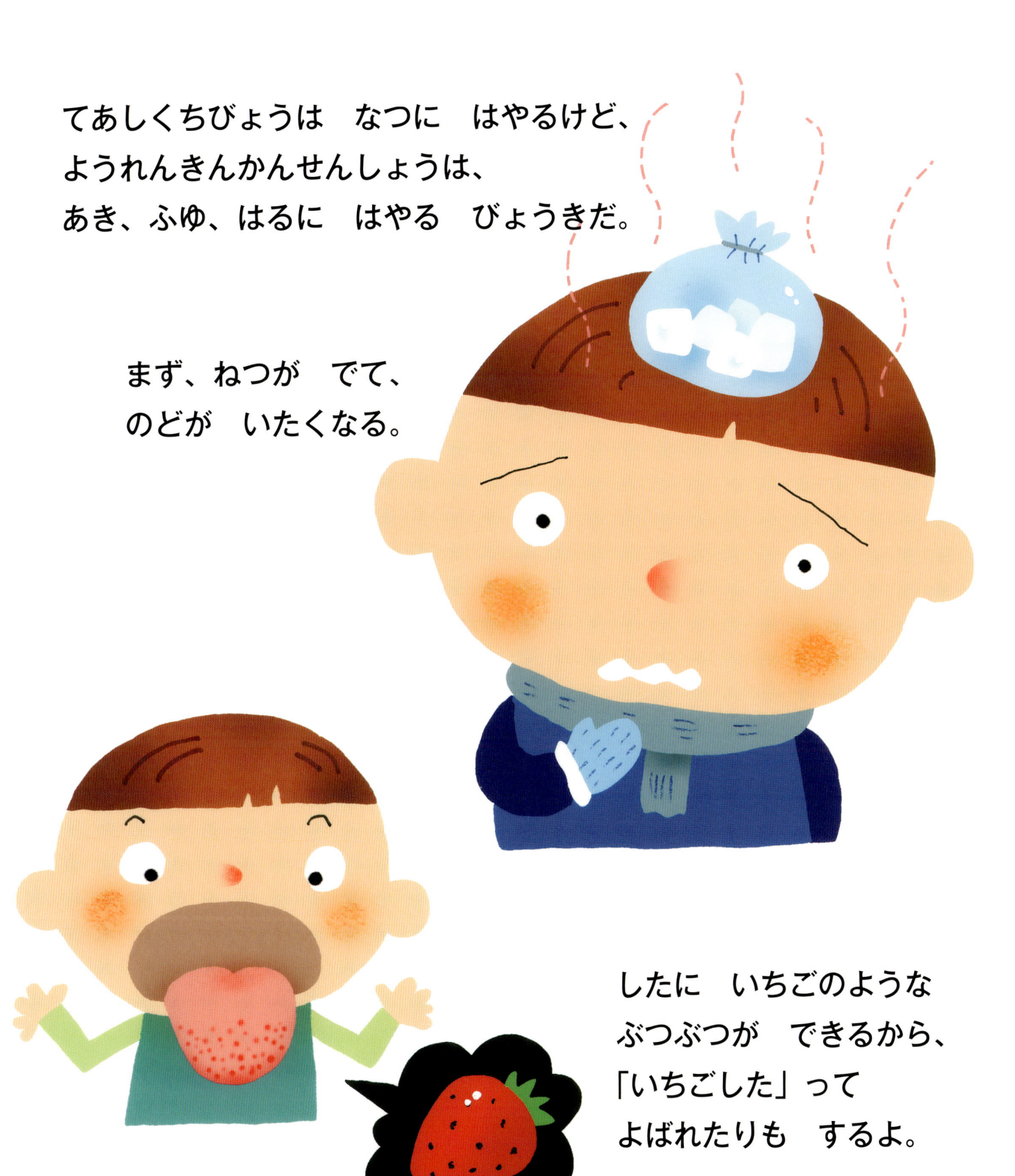

まず、ねつが　でて、
のどが　いたくなる。

したに　いちごのような
ぶつぶつが　できるから、
「いちごした」って
よばれたりも　するよ。

どうして ようれんきんかんせんしょうに なるの？

ようれんきんかんせんしょうの　げんいんは、
めに　みえない　さいきん。

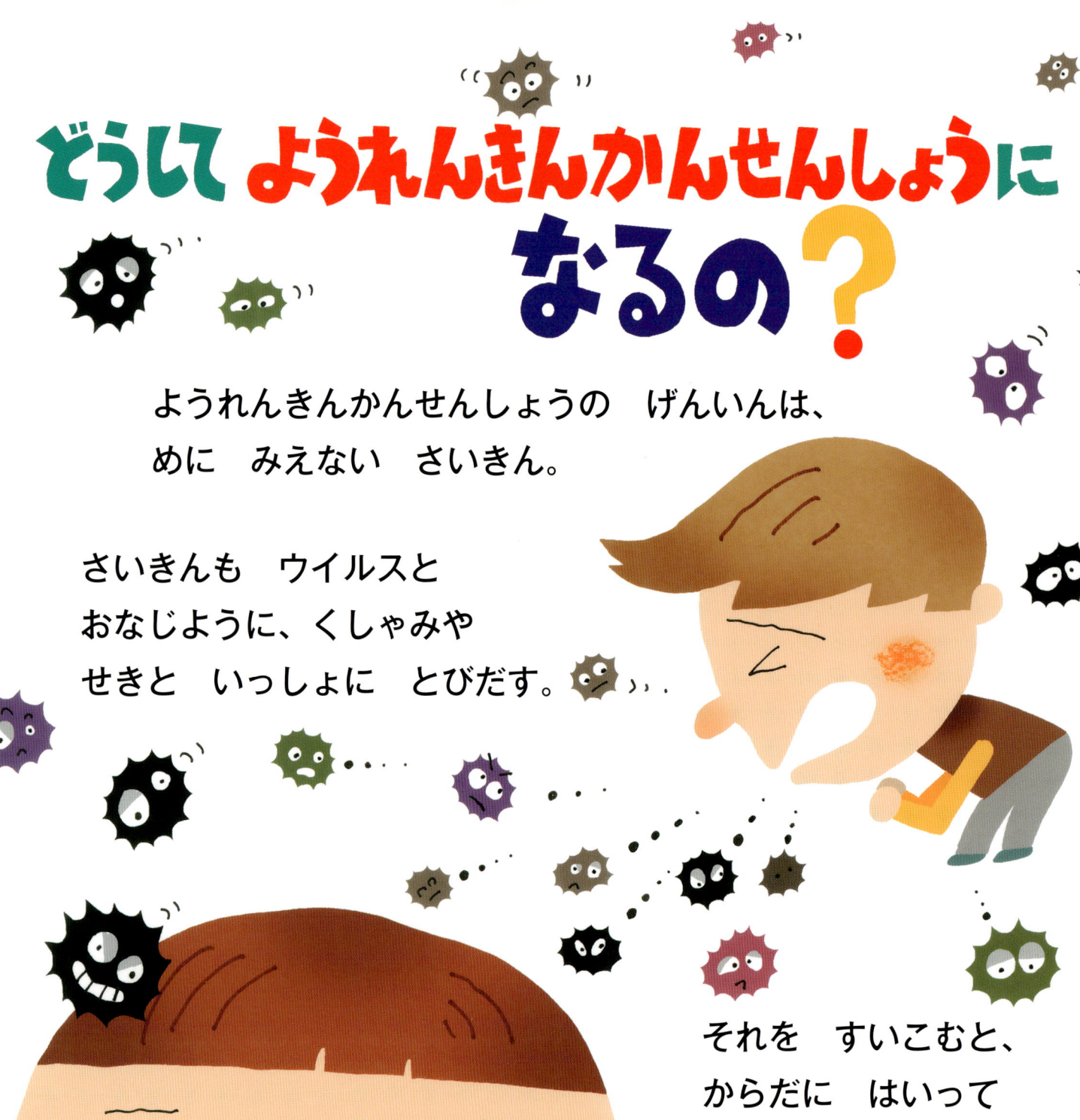

さいきんも　ウイルスと
おなじように、くしゃみや
せきと　いっしょに　とびだす。

それを　すいこむと、
からだに　はいって
びょうきを
ひきおこすんだ。

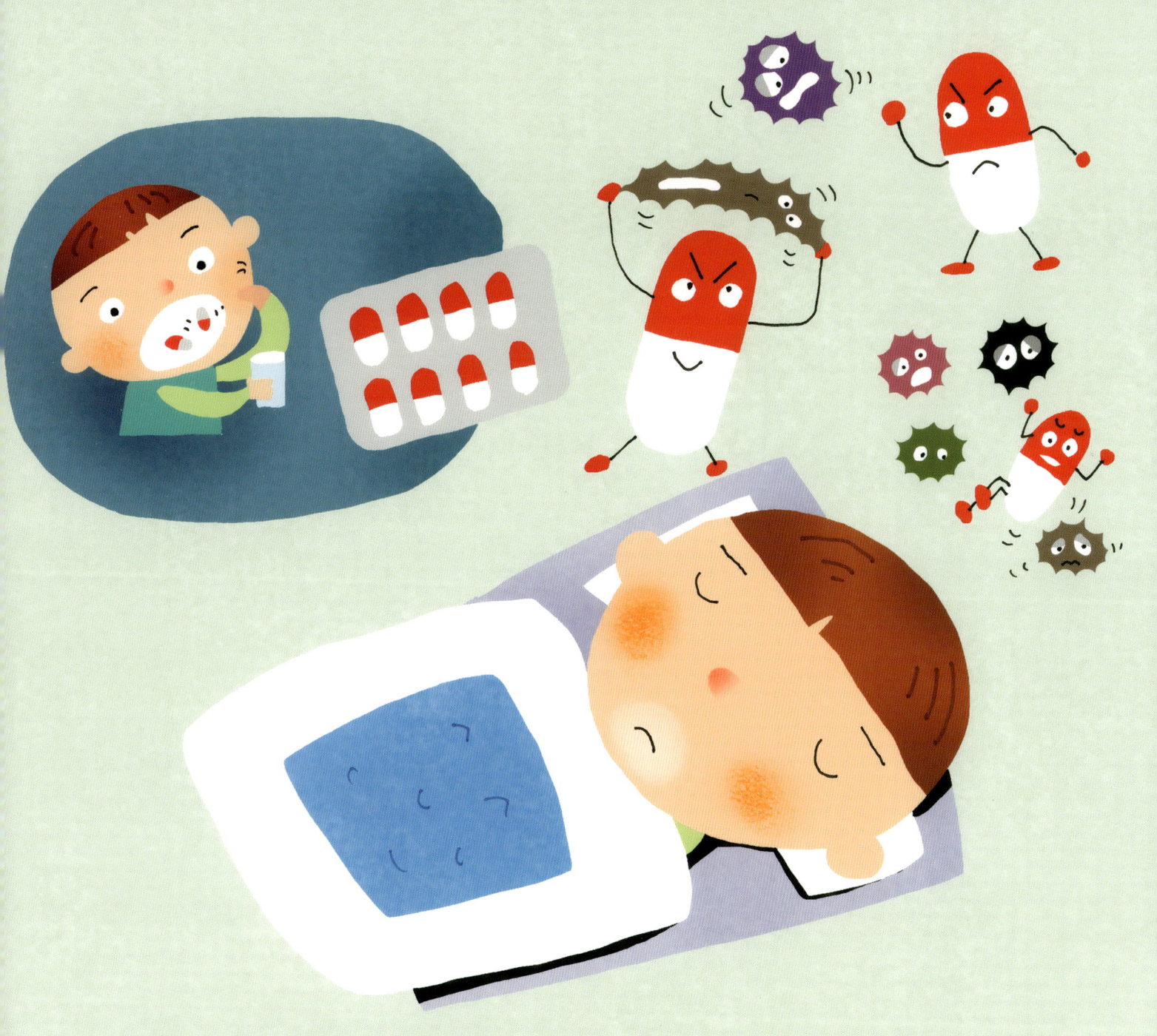

でも、しんぱいしないで。
ようれんきんかんせんしょうの　さいきんを　やっつける
くすりが　あるんだ。
びょういんで　だされた　くすりを　しっかり　のんで、
おうちで　しずかに　すごせば、なおるよ。

ほかにも ぶつぶつが でる びょうきは いろいろ あるよ

てあしくちびょうや ようれんきんかんせんしょうの
ほかに、どんな びょうきが あるかな？

みずぼうそう

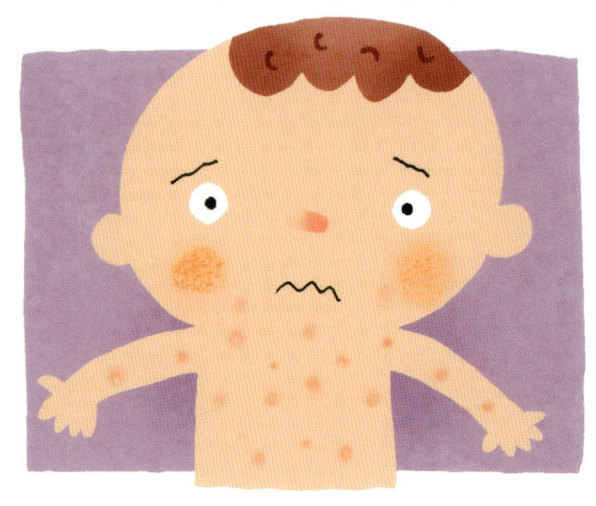

かゆくて みずっぽい ぶつぶつが
からだじゅうに でる。

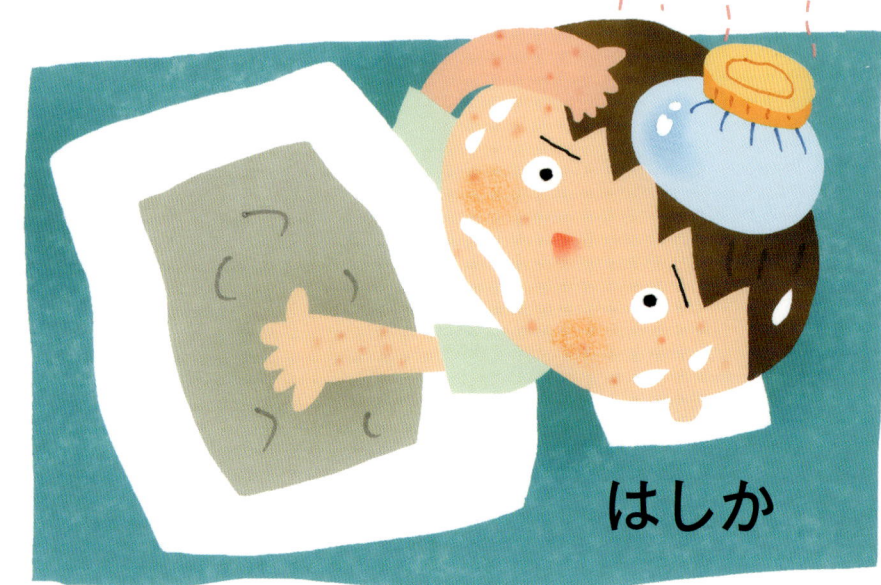

はしか

たかい ねつと いっしょに、
からだじゅうに あかい ぶつぶつが でる。

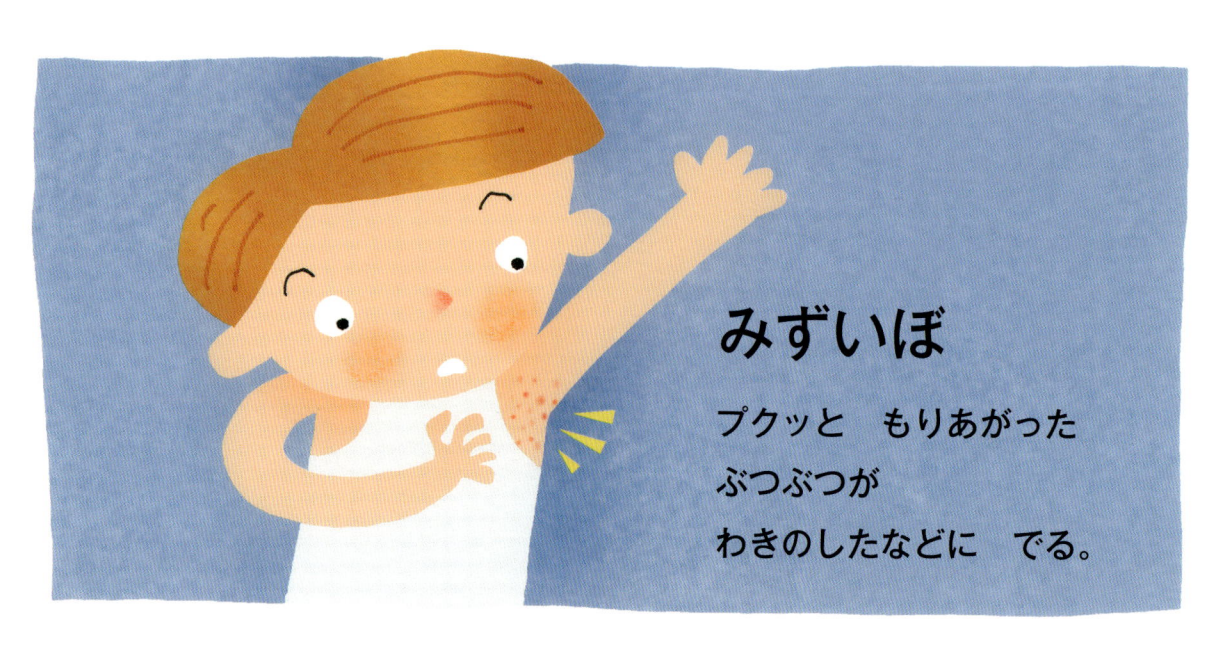

みずいぼ

プクッと もりあがった
ぶつぶつが
わきのしたなどに でる。

りんごびょう

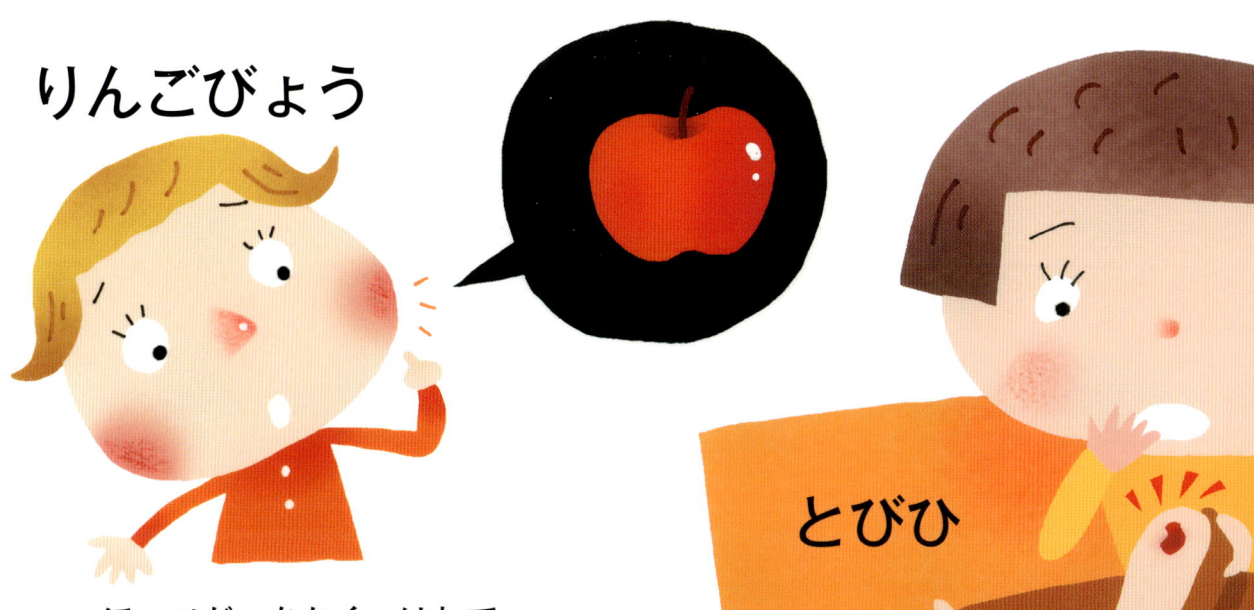

ほっぺが あかく はれて、
ねつが でることも ある。

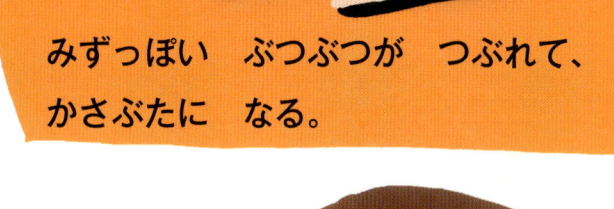

とびひ

みずっぽい ぶつぶつが つぶれて、
かさぶたに なる。

ヘルパンギーナ

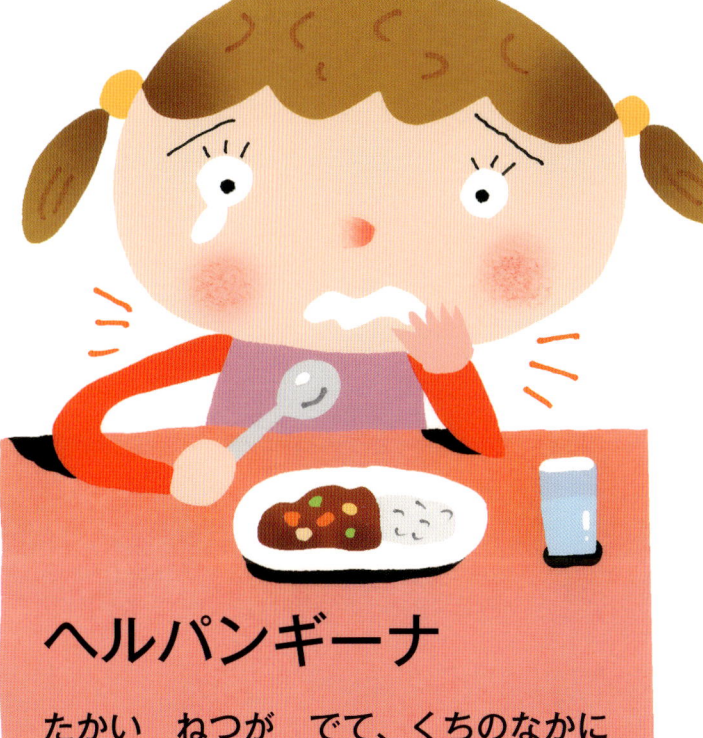

たかい ねつが でて、くちのなかに
いたい ぶつぶつが できる。

ふうしん

あかい ぶつぶつが でて、
みみの うしろが はれる。
ねつは でないことも ある。

どれも ウイルスや さいきんが げんいんだよ。

うつる ちからが つよいのは みずぼうそう と はしか

みずぼうそう は、こまかくて あかい ぶつぶつが でてから、すこし たつと みずぶくれに なる。

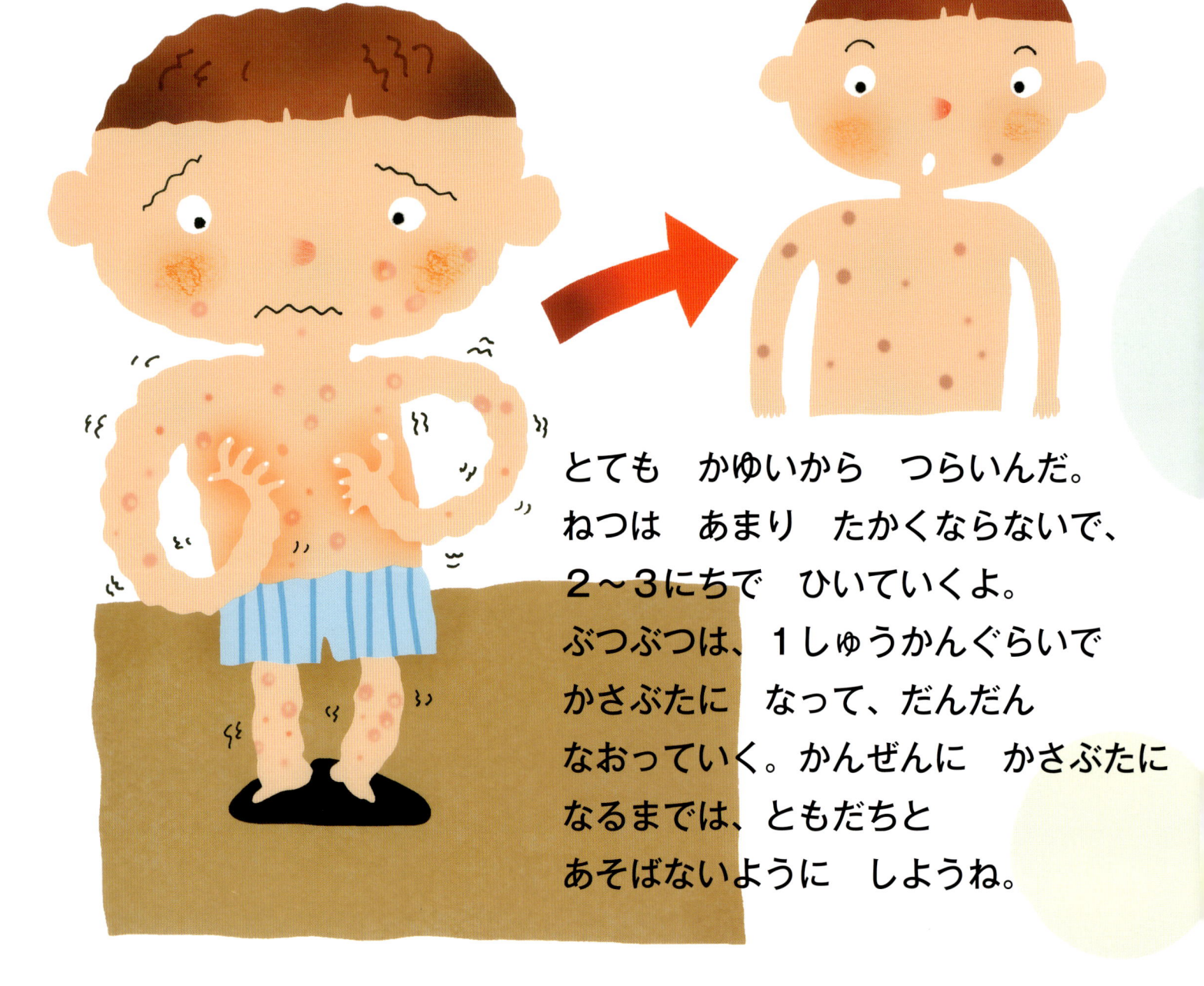

とても かゆいから つらいんだ。
ねつは あまり たかくならないで、
2〜3にちで ひいていくよ。
ぶつぶつは、1しゅうかんぐらいで
かさぶたに なって、だんだん
なおっていく。かんぜんに かさぶたに
なるまでは、ともだちと
あそばないように しようね。

はしか は　まず、
ねつや　せき、はなみず、めやになど、
かぜのような　しょうじょうが　でるんだ。
だから、かぜと　まちがえられることも
おおいよ。

かぜと　ちがうところは、
ぶつぶつが　でること。

ねつや　せきのあと、
4〜5にち　してから、こまかくて
あかい　ぶつぶつが　でて、
からだじゅうに　ひろがっていく。

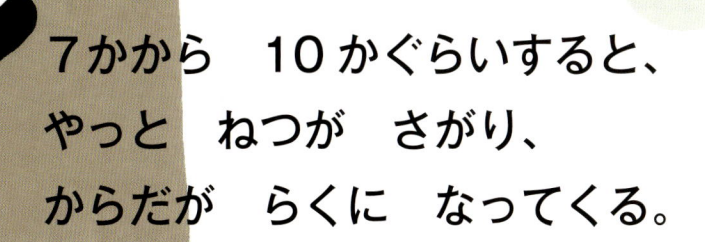

7かから　10かぐらいすると、
やっと　ねつが　さがり、
からだが　らくに　なってくる。

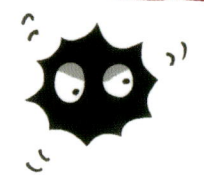

ぶつぶつができるびょうきにならないために！

ウイルスや　さいきんを　からだに　いれないことが
だいじだよ。そとから　かえったら、てあらい、うがいを
しよう。

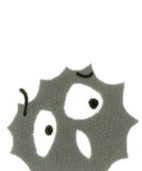

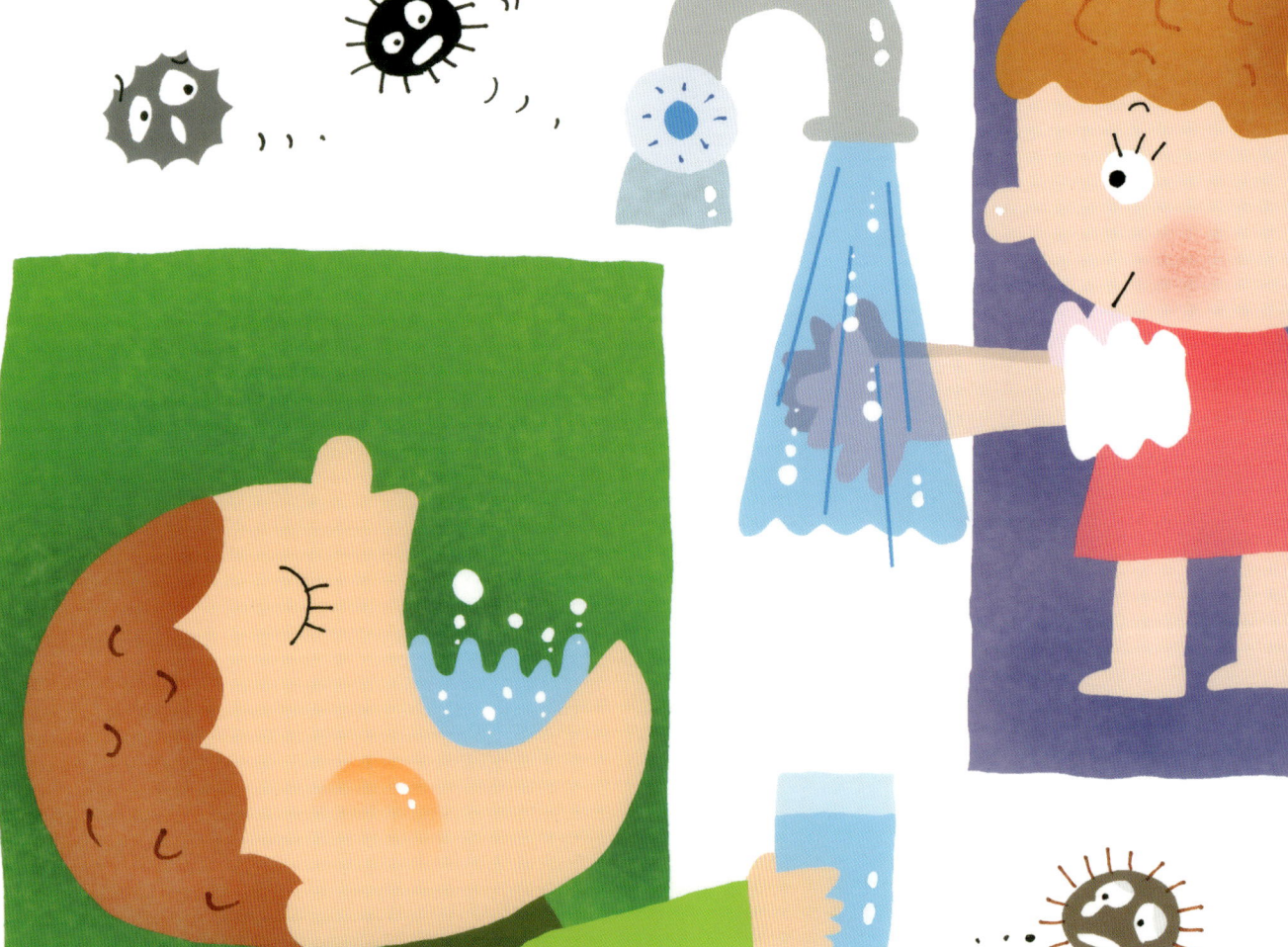

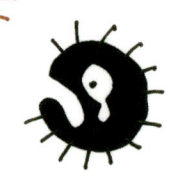

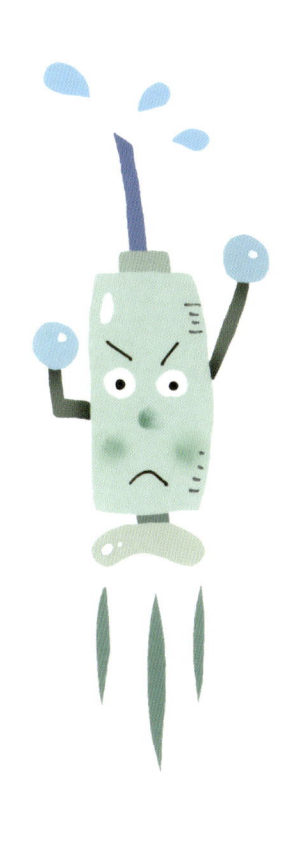

うつる　ちからの　つよい、
みずぼうそうや　はしか、ふうしんは、
よぼうせっしゅを　うけよう。

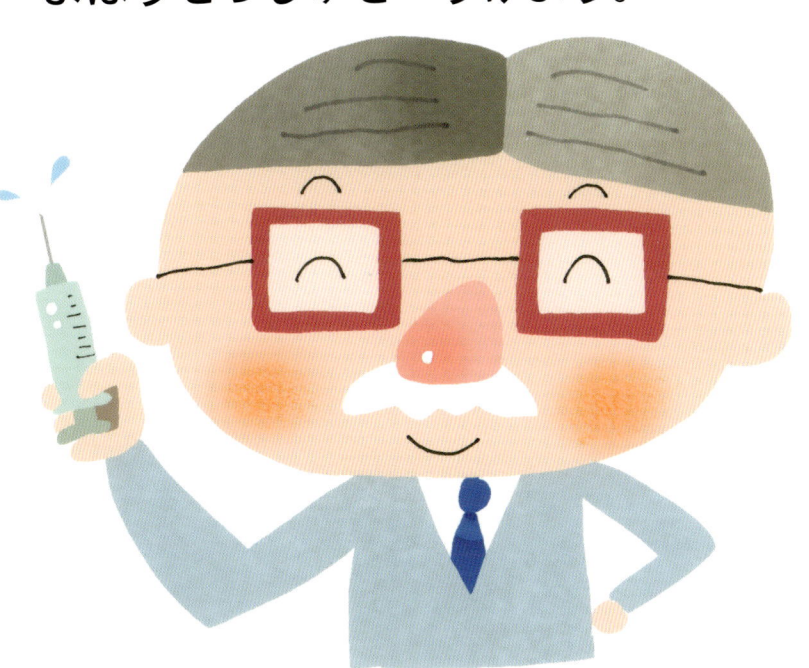

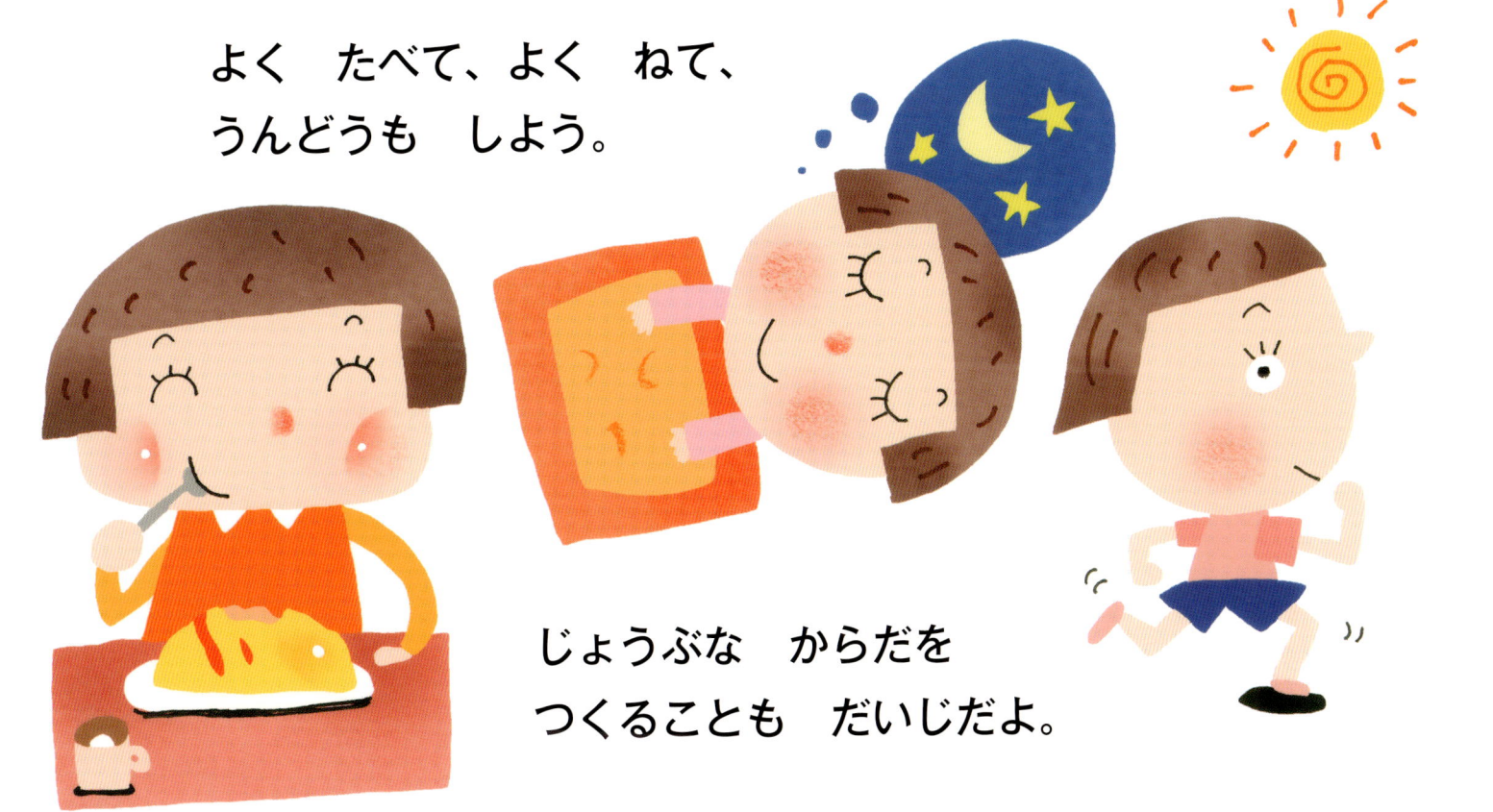

よく　たべて、よく　ねて、
うんどうも　しよう。

じょうぶな　からだを
つくることも　だいじだよ。

こんなところに きをつけて

ぶつぶつが できたら、あせや よごれを
あらいながして、せいけつに しよう。

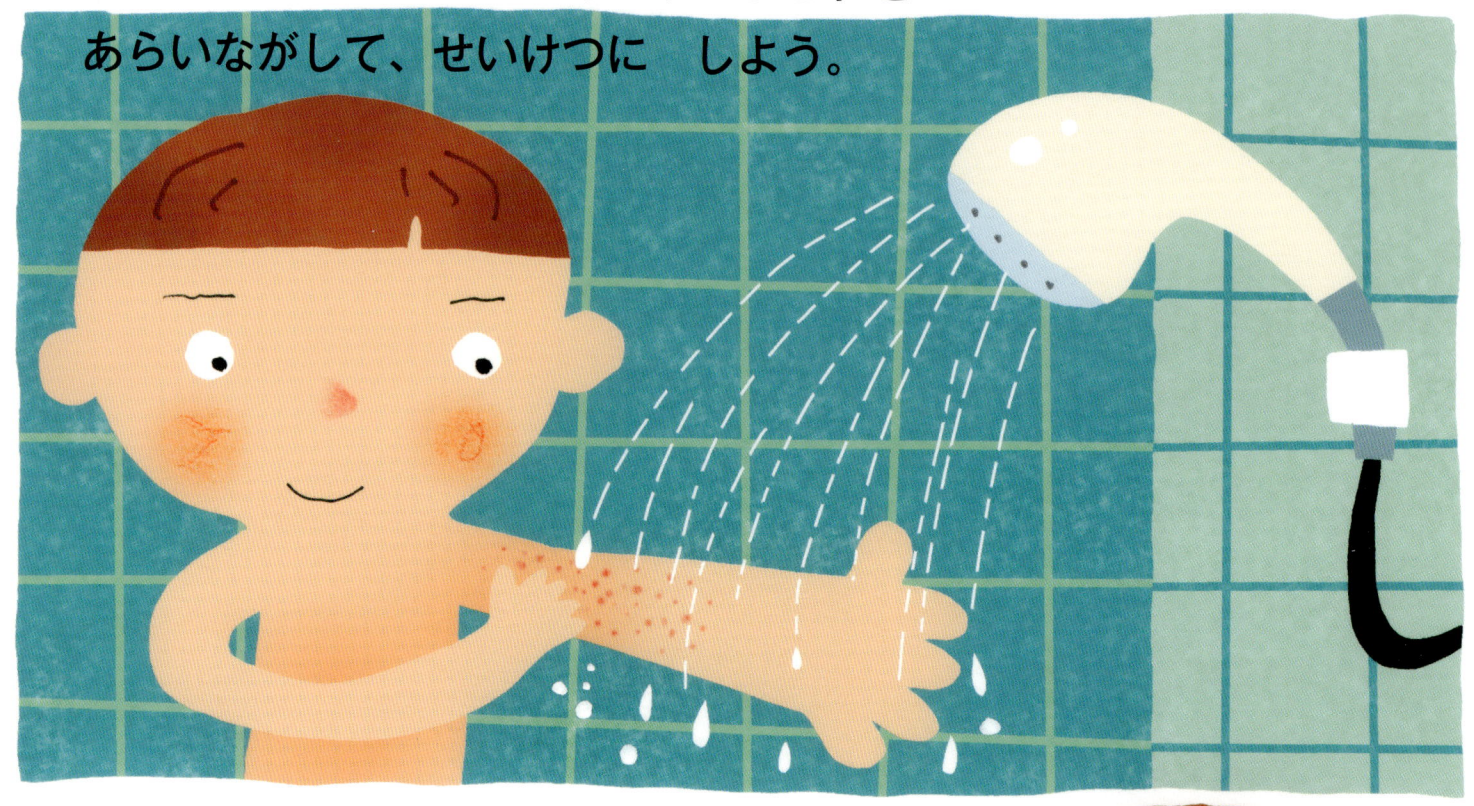

からだを あらうときや ふくときは、
こすらないように してね。

かゆくても　がまん、がまん。

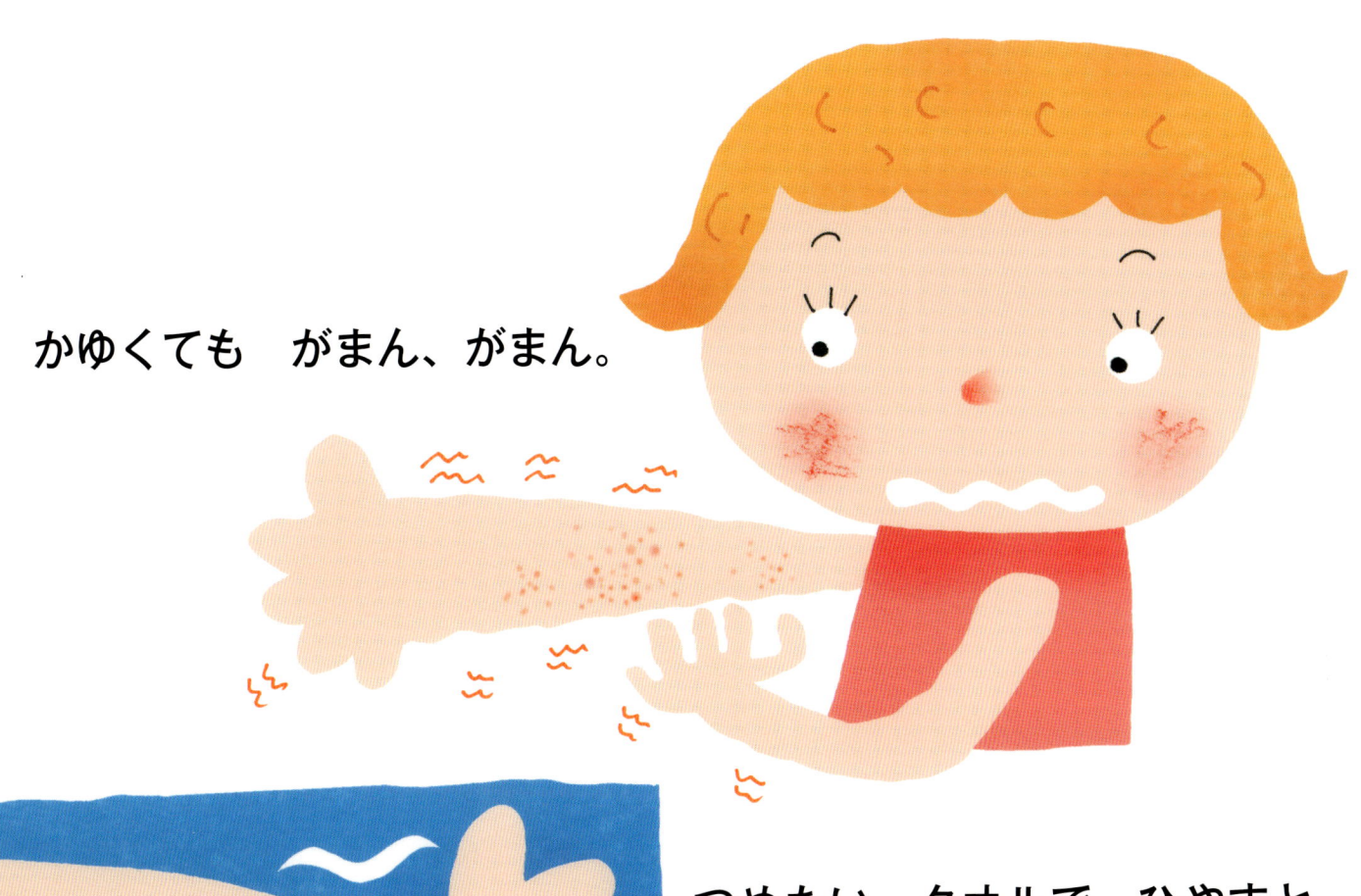

つめたい　タオルで　ひやすと、
すこし　かゆみが　おさまるよ。

ゆびの　つめは　みじかく
きっておこうね。

ぶつぶつが ひどくならないために

おいしゃさんで ちゃんと みてもらおう。

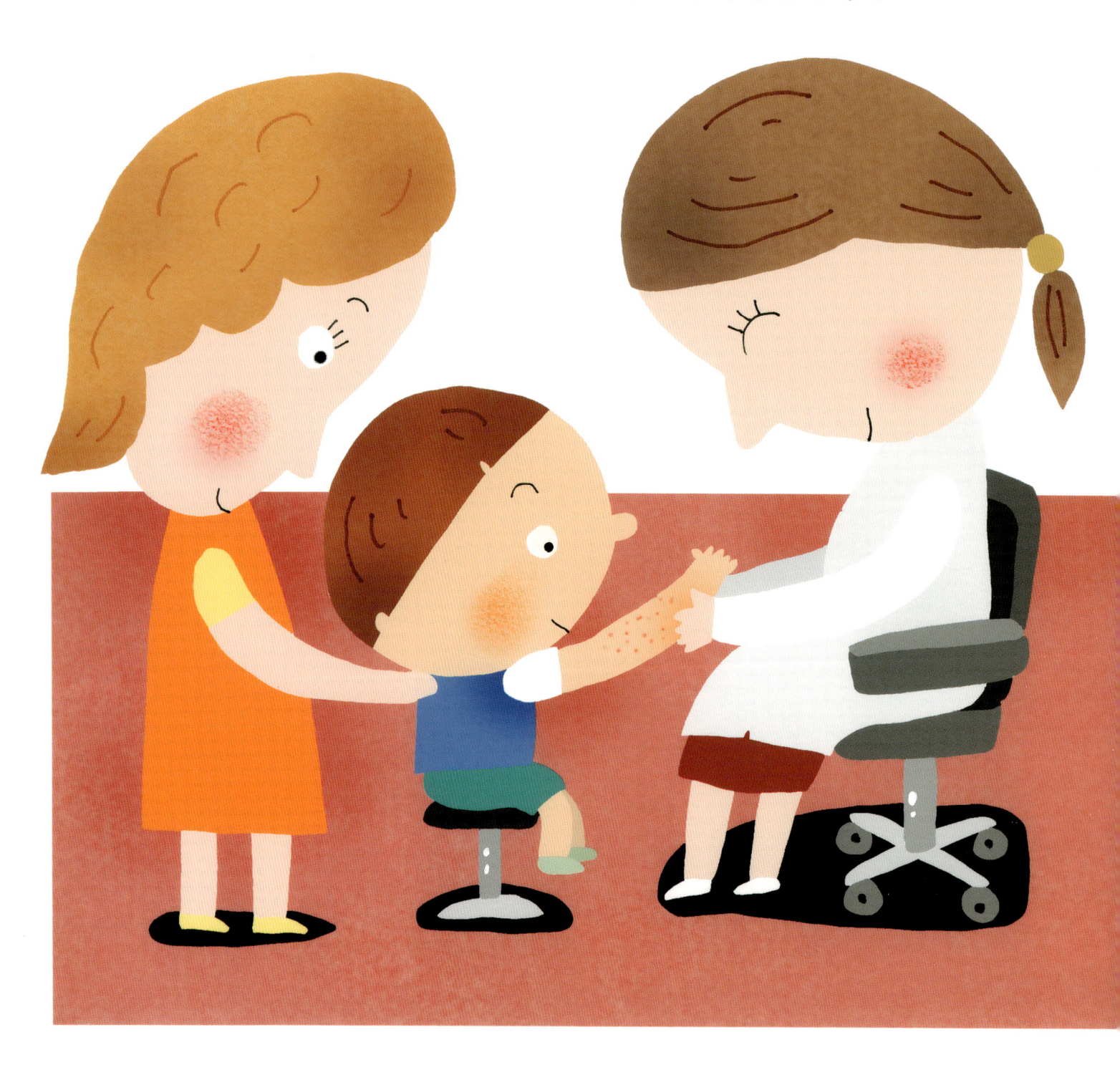

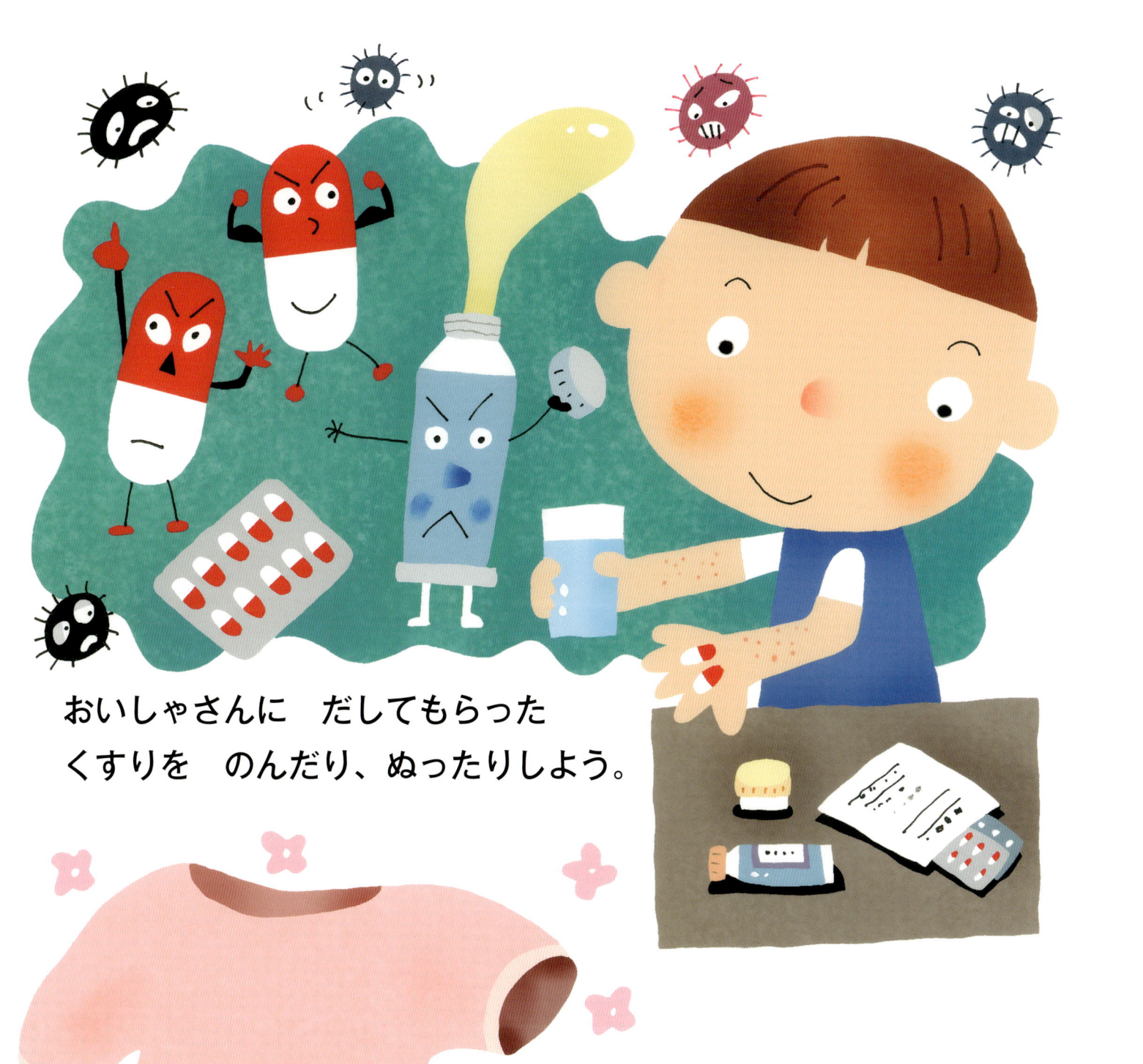

おいしゃさんに　だしてもらった
くすりを　のんだり、ぬったりしよう。

ちくちくする　ふくや、
ごわごわする　ふくを
きないように　しよう。
はだを　きずつけない　そざいの
ふくを　えらぶと　いいよ。

ひとに うっさないようにするには

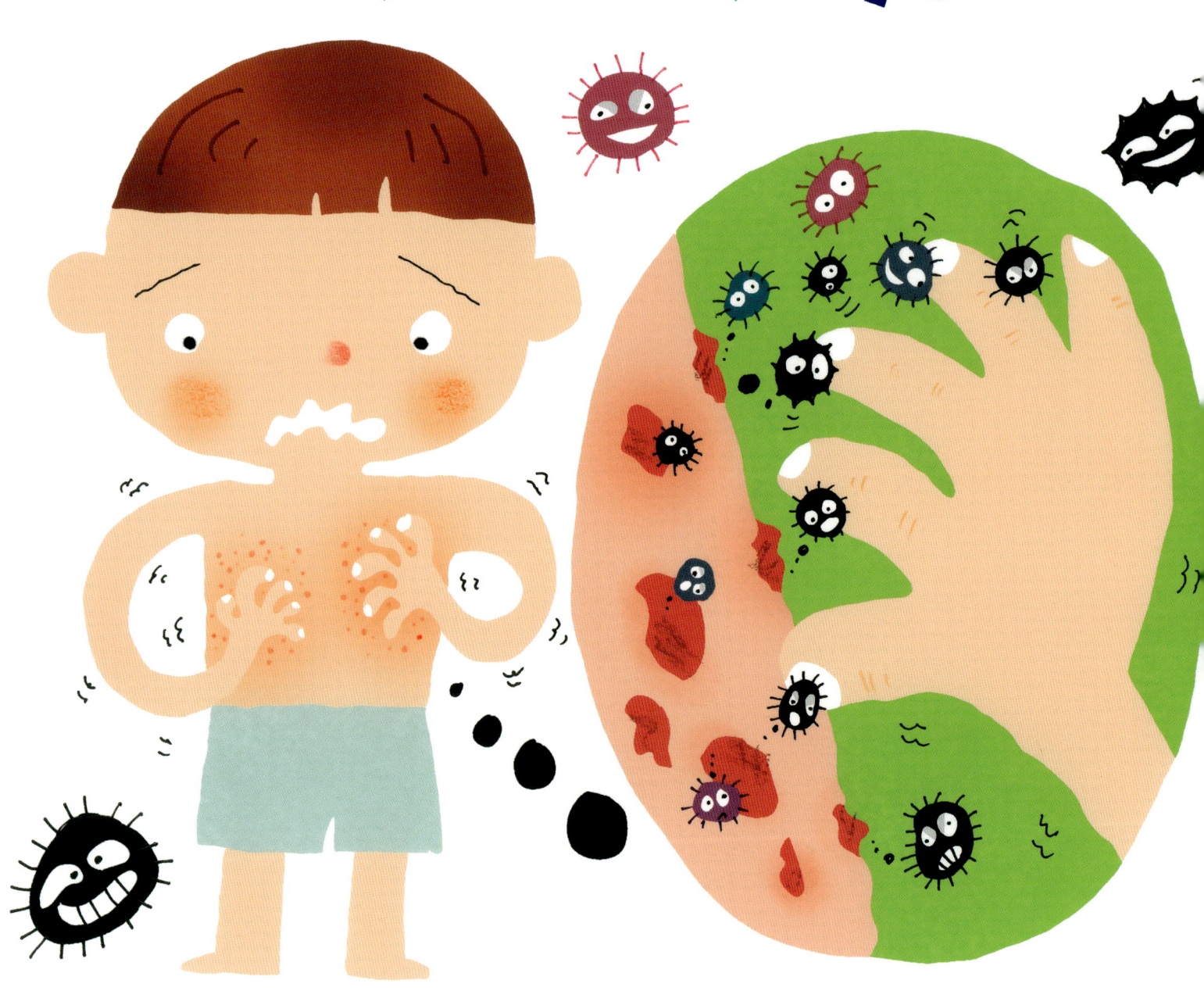

みずいぼや　とびひなどの　ぶつぶつは、
かいて　こわすと、ゆびさきに　ウイルスや　きんが
ついて　どんどん　ひろがっていくよ。
かかないように　しようね。

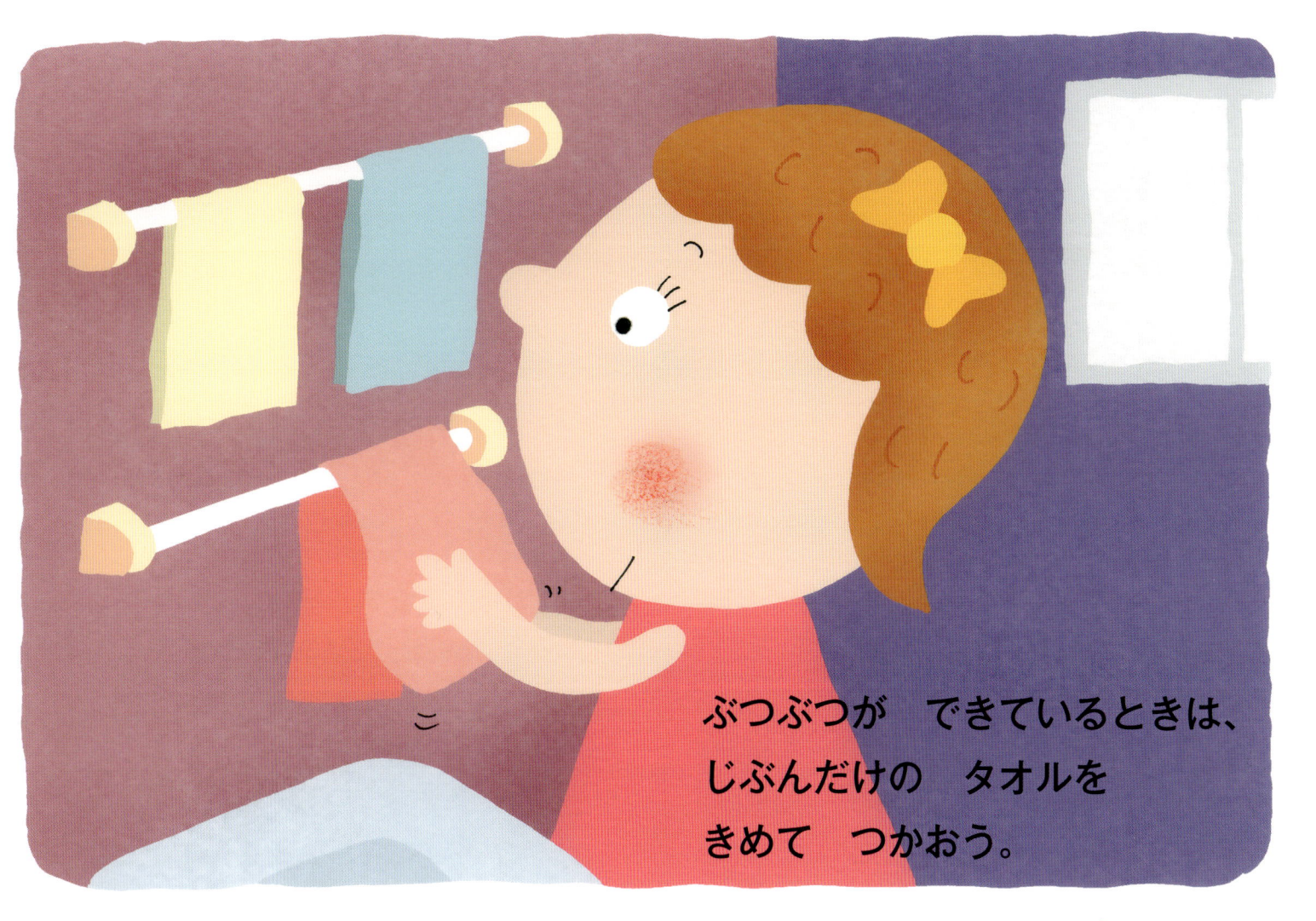

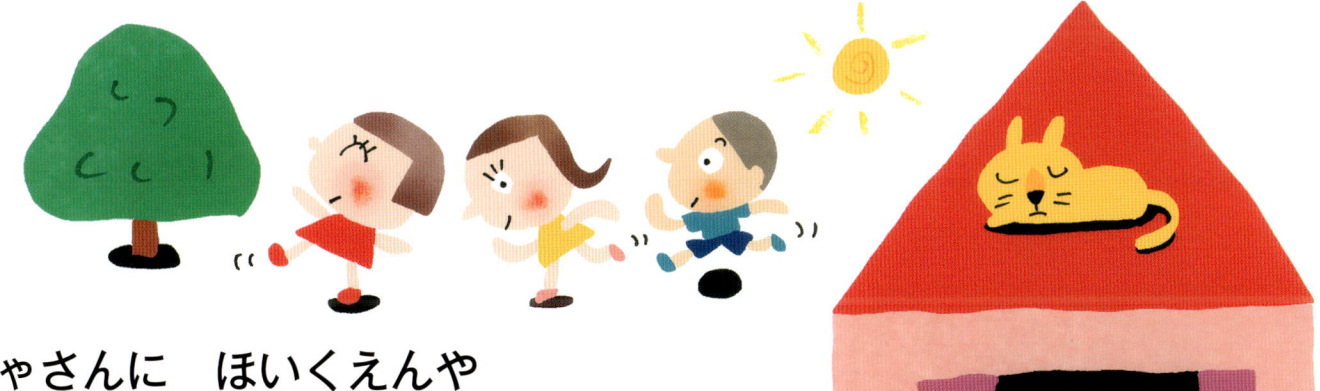

ぶつぶつが　できているときは、
じぶんだけの　タオルを
きめて　つかおう。

おいしゃさんに　ほいくえんや
ようちえんを　おやすみするように
いわれたら、まもろうね。
なおったと　おもっても、おいしゃさんが
「いいよ」って　いうまでは　おやすみしよう！

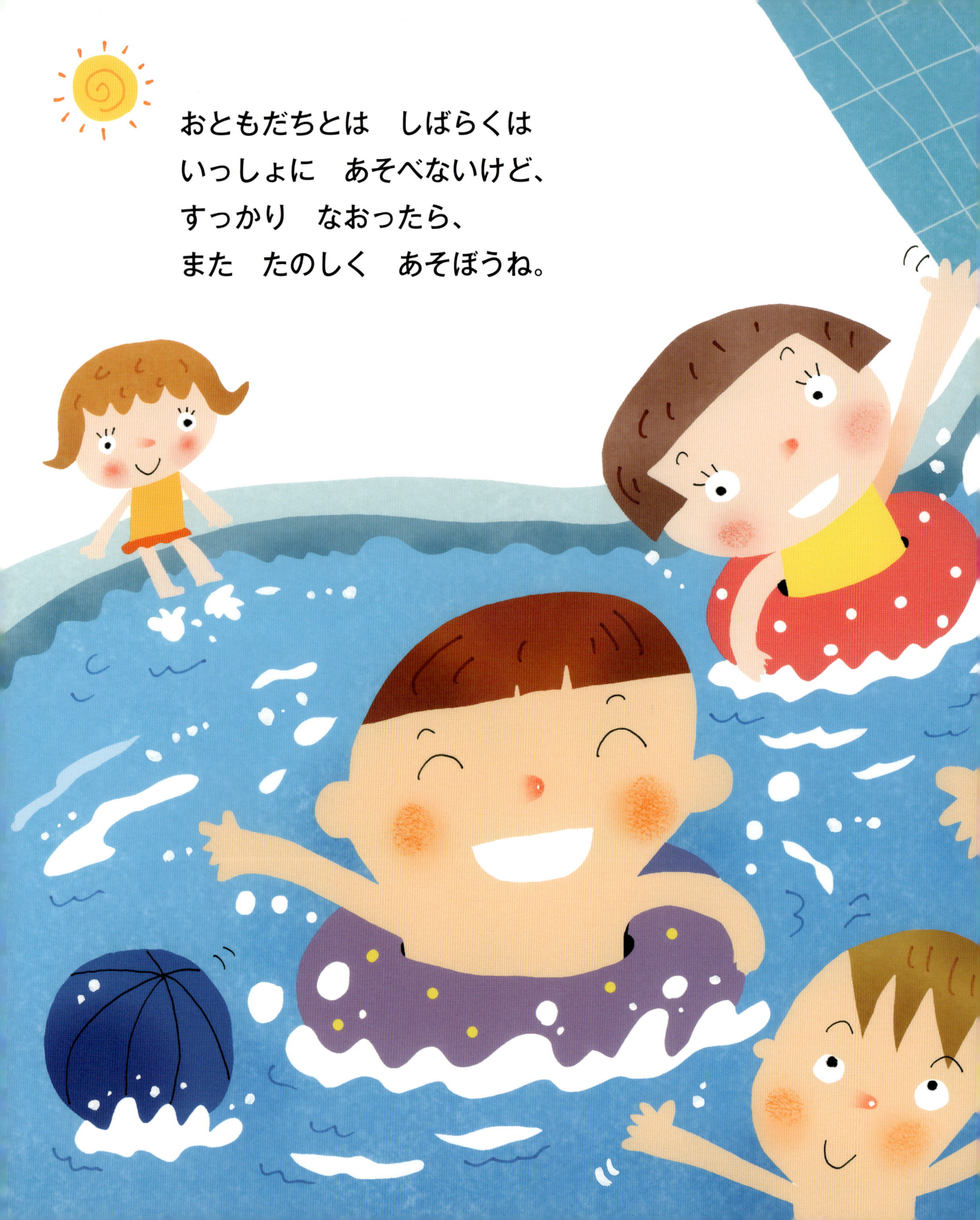

おともだちとは　しばらくは
いっしょに　あそべないけど、
すっかり　なおったら、
また　たのしく　あそぼうね。

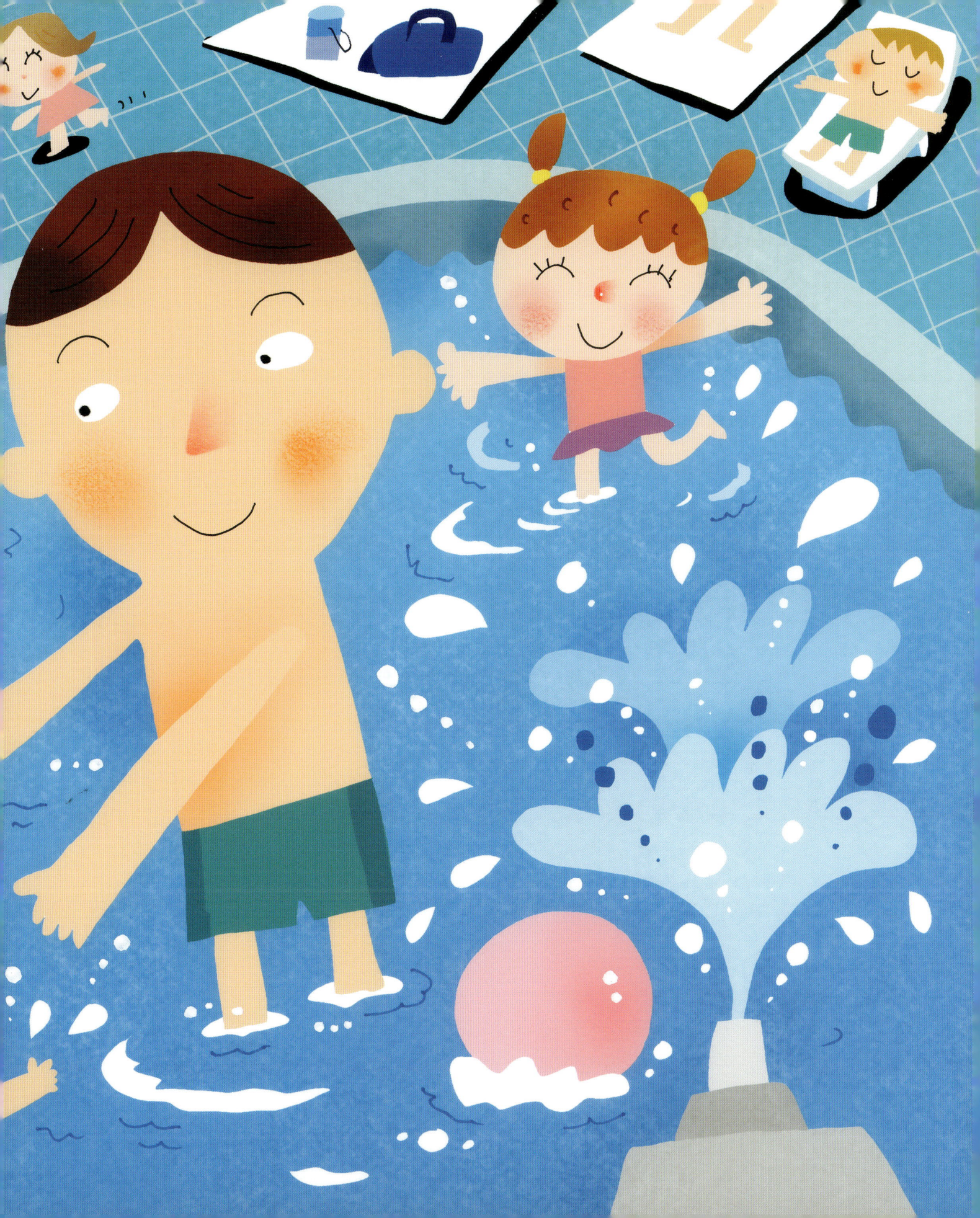

おうちの方へ

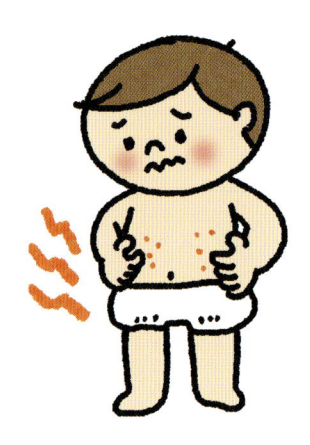

発疹が出る病気にはどんなものがあるの?

子どもの病気には発疹（皮膚のぶつぶつ）をともなうものがたくさんありますが、大きく2つに分けられます。細菌やウイルスなどの感染による発疹と、アトピー性皮膚炎などのアレルギーに関係した慢性の発疹です。

この本では、細菌やウイルス感染で発疹が出る病気について紹介しています。

■ 発疹の特徴から予想される病気

発熱とほぼ同時に発疹が出る。
- 舌にいちごのような赤いぶつぶつができ（いちご舌）、全身に細かい発疹が広がる。 → 溶連菌感染症
- のどの粘膜に痛みをともなう水疱ができる。 → ヘルパンギーナ

発熱のあとに発疹が出る。
- 熱が一度下がりかけるが、再び高熱が出たときに全身に赤い発疹が出る。 → はしか（麻疹）

熱は出たり出なかったりするが、発疹が出る。
- 小さな発疹が全身に出る。 → 風疹
- 全身にかゆみをともなう水疱が広がる。 → 水ぼうそう（水痘）
- 手のひら、足の裏、口の中などの皮膚がやわらかい部分に水疱ができる。 → 手足口病
- 両頬の一面にりんごのような赤い発疹が出たあと、太ももやうでなどにまだらな発疹が出る。 → りんご病

熱はないが、発疹が出る。
- 顔、首、ひじなどに、かゆみの強い発疹が出る。 → じんま疹
- 首、ひじ、ひざの裏などに、かゆみの強い発疹が出る。 → アトピー性皮膚炎
- 水疱がつぶれて広がる。 → とびひ
- 手足の指や、足の裏などに小さな盛り上がった発疹が出る。かゆみはない。 → 水いぼ

予防接種で防げる病気

発疹の出る感染症には、自然と治ってしまうものもありますが、合併症が出たり、おとなになってから感染すると重症化したりすることもあります。これらは予防接種を受けておけば防げる病気なので、接種時期などに注意し、受けさせておきましょう。

合併症がこわい、はしか（麻疹）

はしかは38度以上の高熱が3日ほど続き、一度下がったあと、半日から1日後に再び熱が上がります。39度以上の高熱になるうえ、発疹、せきや鼻水、目の充血など、全身に症状が出ます。

これだけでもつらいのですが、こわいのは合併症を引き起こすことです。中耳炎、重症化する肺炎などのほか、脳炎になることもあります。

おとながうつると重くなりがちな風疹

風疹は、まれに脳炎などの合併症を起こすことがありますが、たいていは軽い症状で治ります。ただし、おとながかかると、子どもより症状が重くなりがちです。また、風疹抗体のない妊婦が妊娠初期に感染すると、赤ちゃんが難聴になったり、白内障、先天性心疾患などにかかったりするおそれがあります。

治ってもウイルスが残る水ぼうそう（水痘）

水ぼうそうは水痘帯状疱疹ウイルスの感染で起きます。水ぼうそうでやっかいなのは、赤ちゃんや、高校生以上の年齢でかかると、症状が重くなることです。

また、病気が治ってもウイルスが知覚神経節に入って、残ってしまいます。おとなになって免疫力が落ちたときにこのウイルスが再び活性化すると、帯状疱疹になります。水ぼうそうは強いかゆみがありますが、帯状疱疹は強い痛みと高熱が出て重症化します。

※抵抗力の弱い免疫不全の子どもがかかると重症化するので、注意が必要です。

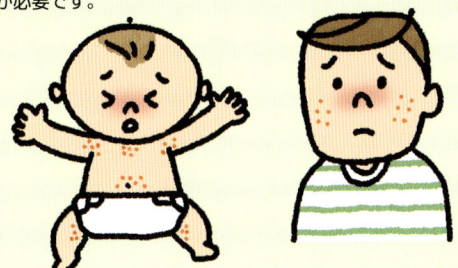

■ 予防接種の接種時期

水ぼうそうは、終生免疫をつくるために予防ワクチンを定期接種する必要があります。1歳を過ぎたあとに1回目を、その後、2回目は3か月以上あけて3歳までに接種させます。

はしか（麻疹）と風疹を予防する生ワクチンも定期接種です。1歳を過ぎたあとに1回目を、5歳から7歳までに2回目を接種させます。

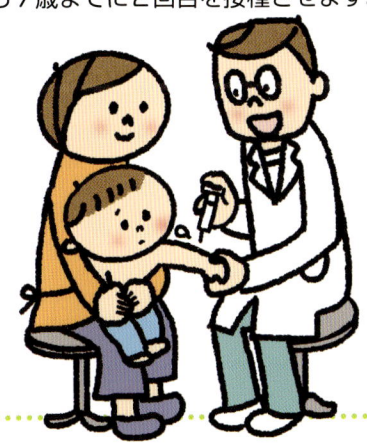

発疹があるときのケア

発疹の症状が出ているときは、皮膚を清潔に保ち、薬でかゆみを抑えるのがポイントです。皮膚を強くかかせないように注意しましょう。

皮膚を清潔に保つ
- シャワーで皮膚を清潔にしましょう。
- 湯温が高いと、かゆみが増すので、ぬるめのシャワーにします。
- 湯舟につかるのはさけ、タオルも家族で使い回さないようにしましょう。

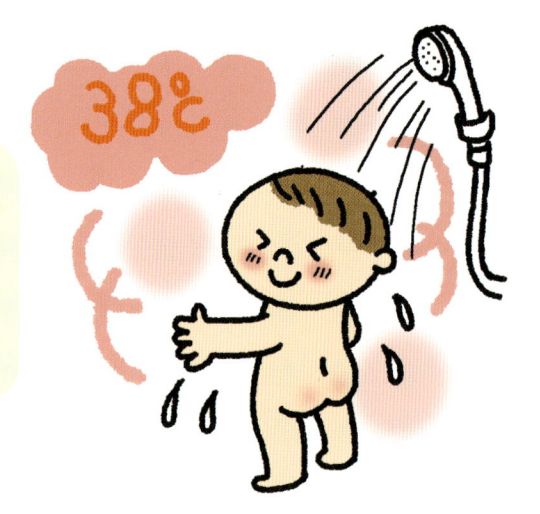

病院で処方された薬をつける
- かゆみ止めなどの薬は処方されたとおりにつけましょう。
- 薬を塗る前に、シャワーなどで皮膚を清潔にしておくことも大切です。薬を塗る人も手を洗いましょう。
- 薬は塗るぶんをあらかじめ手にとってから、患部に塗り広げます。患部を触った指で薬を取ると、雑菌が繁殖するおそれがあるので注意してください。

こまめに着替えさせる
- 汗をかいたら、すぐ着替えさせるようにしましょう。
- 綿など、天然素材の通気性のよい服を着せましょう。

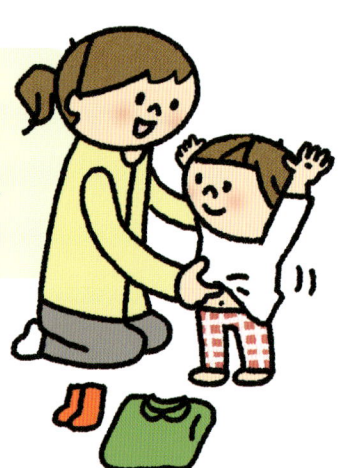

患部をかかせないようにする
- かゆみ止めの薬を塗ってもかゆがるときは、冷たいタオルなどで患部を冷やすと、かゆみが少しおさまります。
- 指のつめは短く切っておきましょう。

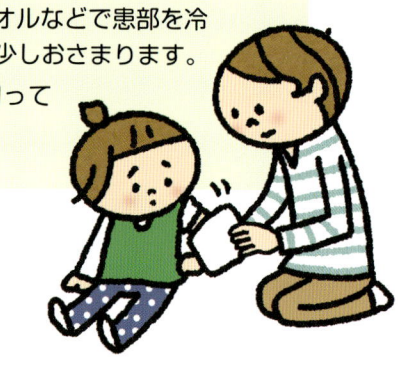

熱があるときは水分を与える

- 熱があるときは、脱水症状にならないように、少しずつでも水分を補給します。
- のどが痛くて飲み込むのがつらそうなときは、のどごしのよいゼリーなどを与えてもよいでしょう。

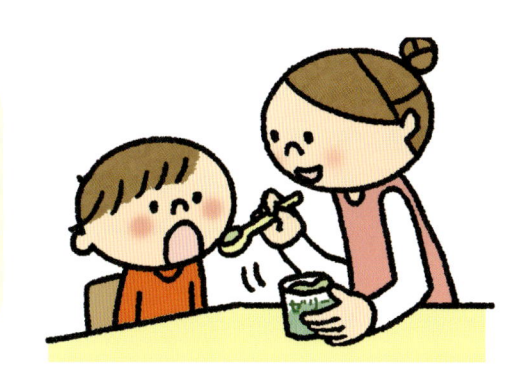

■ 皮膚の感染症の学校への出席停止期間について

飛沫感染などでほかの人にうつす可能性がある病気は、「学校感染症」と呼ばれていて、集団生活の中での病気の広がりを防ぐために、出席停止基準が定められていることがあります。定めがない病気については、病院を受診し、医師に感染のおそれがないことを診断してもらってから出席させるようにしましょう。

[出席停止基準が定められているもの]

水ぼうそう（水痘）	すべての発疹がかさぶたになるまで出席停止。
はしか（麻疹）	解熱したあと、3日を経過するまで出席停止。
風疹	発疹がすべて消失するまで出席停止。

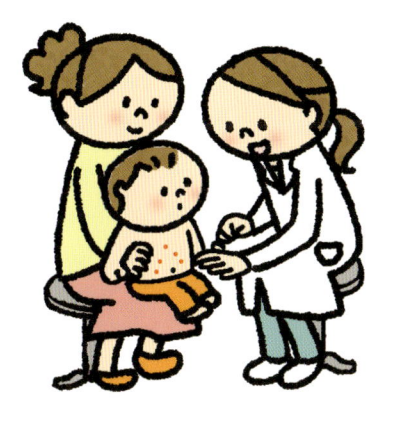

[出席停止期間の定めがないもの]

水いぼ	出席可能。ただし、プールなど、肌の触れ合う場所では、タオルや水着、浮き輪などの共用を控える。
りんご病	発疹が出たあとは感染力がほとんどないため、出席可能。
とびひ	発疹が広範囲の場合には、学校を休んでの治療が必要だが、発疹の部分をきちんと処置して、覆ってあれば出席可能。
ヘルパンギーナ	発熱している場合や、口の中の水疱のせいで食事がとれない期間は出席停止となるが、症状が安定すれば出席可能。
手足口病	全身の症状が安定し、解熱後1日以上経過していれば出席可能とされているが、残存ウイルスの感染期間が1か月と長いため、排便後の手洗いなどをきちんと行う。
溶連菌感染症	抗生剤治療開始後、24時間を経て全身の状態がよければ出席可能。長くても初診日と翌日を出席停止にすればよい。

体力のない子に水ぼうそう（水痘）をうつさないで！

- 免疫不全（白血病や臓器移植後など）の子は、生ワクチンの予防接種を受けられないため、水ぼうそうに感染すると重症化してしまいます。そのような子にうつさないように、出席停止期間をきちんと守りましょう。

監修●清水直樹

医学博士。1990年千葉大学医学部卒業後、国立小児病院、カナダ・トロント小児病院、国立成育医療センターなどを経て、2010年より東京都立小児総合医療センター勤務、2013年より同医療センター救命・集中治療部部長。専門は集中治療医学・救急医学・小児蘇生科学。現在、日本集中治療医学会、日本救急医学会、日本小児科学会などの要職を務める。

清水さゆり

救命医として24時間臨戦態勢で働く夫（清水直樹）を支え、2児の母として育児中。

絵●せべまさゆき

1953年愛知県生まれ。東京芸術大学工芸科卒業。ユーモラスで愛情いっぱいな絵柄と、鮮やかでポップな色使い、豊かな表現力に定評がある。おもな作品に、「げんきをつくる食育えほん」シリーズ（金の星社）、『おとうさん』『おかあさん』（ともに、佼成出版社）、「うんこ・おならのえほん」シリーズ、『めいろ・めいろ・めいろ』（いずれも、ほるぷ出版）、『ぜんぶで100』『100にんかくれんぼ』『どうぶつパレード100』『おさるが100びき』（いずれも、偕成社）など、多数。

編著●WILLこども知育研究所

幼児・児童向けの知育教材・書籍の企画・開発・編集を行う。2002年よりアフガニスタン難民の教育支援活動に参加、2011年3月11日の東日本大震災後は、被災保育所の支援活動を継続的に行っている。主な編著に『レインボーことば絵じてん』、「絵で見てわかる はじめての古典」シリーズ、「せんそうって なんだったの？ 第二期」シリーズ（いずれも、学研プラス）、「恐怖！ おばけやしきめいろブック」シリーズ、「見たい 聞きたい 恥ずかしくない！ 性の本」シリーズ、「おもしろ漢字塾」シリーズ、『食の情報まるわかり！ ビジュアル食べもの大図鑑』（いずれも、金の星社）など。

参考資料
・文部科学省HP「学校において予防すべき感染症の解説」
　http://www.mext.go.jp/a_menu/kenko/hoken/1334054.htm
・国立感染症研究所HP「予防接種情報」
　http://www.nih.go.jp/niid/ja/vaccine-j.html

編集●片岡弘子・山岡由佳・橋詰恵美（WILL）／ささきあり
表紙デザイン●濱田悦裕（FAT'S）
本文デザイン●川島梓（WILL）
イラスト（おうちの方へ）●みやれいこ
DTP●小林真美・新井麻衣子（WILL）
校正●村井みちよ

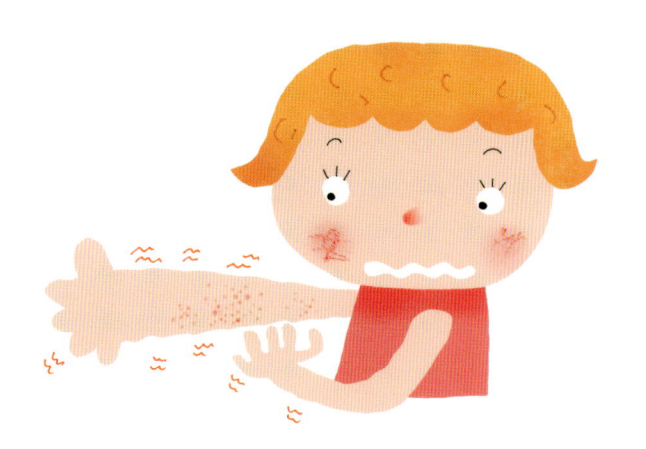

やさしく わかる びょうきの えほん
てあしくちびょうや ようれんきんって どんな びょうき？

初版発行／2016年3月　第3刷発行／2021年8月

監　修／清水直樹・清水さゆり
　絵　／せべまさゆき
編　著／WILLこども知育研究所
発行所／株式会社金の星社
　　　　〒111-0056　東京都台東区小島1-4-3
　　　　TEL 03-3861-1861（代表）
　　　　FAX 03-3861-1507
　　　　振替 00100-0-64678
　　　　ホームページ http://www.kinnohoshi.co.jp
印刷・製本／図書印刷 株式会社

32P　27cm　NDC490　ISBN978-4-323-03575-8

Ⓒ Masayuki Sebe & Will, 2016
Published by KIN-NO-HOSHI SHA, Tokyo, Japan
■ 乱丁・落丁本は、ご面倒ですが小社販売部宛にご送付ください。送料小社負担にてお取替えいたします。

JCOPY　（社）出版者著作権管理機構 委託出版物
本書の無断複写は著作権法上での例外を除き禁じられています。複写される場合は、そのつど事前に（社）出版者著作権管理機構（電話 03-3513-6969、FAX 03-3513-6979、e-mail: info@jcopy.or.jp）の許諾を得てください。
※本書を代行業者等の第三者に依頼してスキャンやデジタル化することは、たとえ個人や家庭内での利用でも著作権法違反です。